REPRESALIA DIVINA

El poder sanador de Dios en la fe violenta

REPRESALIA DIVINA

El poder sanador de Dios en la fe violenta

Reverend Juliana Taylor, Ph.D.

Enforcing Grace Ministries
Enforcinggrace.com
Los Angelos Ca.,USA.

Composición tipográfica y diseño de
Darlene Swanson • van-garde.com

ISBN: 978-0-578-58393-8 [paperback]
978-1-62933-460-8 [ebook]

Agradecimientos

Este libro no hubiera sido posible sin las personas valientes que han estado dispuestas a salir a un nuevo reino de confianza y aventura con Dios, y su Cristo interno — y tener una experiencia de resurrección con su propio Christos, en su Santa Identidad.

Ellos trajeron felicidad, revelación y más fe a mi vida — con cada paso de fe me permiten encontrarme con ellos.

Estoy agradecida con su inteligencia y dedicación. Nunca los olvidare.

Iniciando con Jane y sus triunfos sobre las alergias alimentarias, a Leslie y su superación de la bronquitis en una sanación instantánea y a la transformación de Tommy de ser un alcohólico a convertirse en un portador de luz.

Todavía hablo semanalmente con Kathleen y ella continua expandiendo sus horizontes espirituales tanto en su matrimonio como en su adquisición personal del dominio en la Tierra. Reconozco su caminar con Dios y sus contribuciones a este material.

En mi corazón, la historia de Charlene es la que más revela todos nuestros deseos, en lo más profundo de nuestra esencia innata. Mientras se ofreció para enfrentar su miedo a la agresión, yo la vi recuperarse, separada [santificada] de su pasado y de sus severos traumas de la niñez, y convertirse en un amoroso receptáculo y mujer de Dios estaba predestinada a ser.

Debo mencionar a Mike y su valiente obediencia de las creencias médicas, en su batalla con una rodilla malherida.

Ahí está la salvaje victoria de Lily, enfrentando a sus demonios, o lo que ella creía que eran los ataques demoniacos, con una guerra primitiva, ideada por el propio Maestro.

Luego está Jacob, quien amaba a los animales y casi pierde a su preciosa gata Pita…pero con corazón fiel y su nueva comprensión de las leyes de la Justicia de Dios los rescato a ambos!

Tener a estas preciosas personas, y a otros maravillosos receptáculos, que no se alzaron en su Santa Identidad y permitieron que sus espíritus fueran guiados por Dios, para gobernar reinar y conquistar sus resistencias interiores, no habría historia que contar.

Si no hubiera transformación, sanaciones y renovaciones de corazón mente cuerpo y alma, no habría demostración de mi premisa profética de Santa Identidad.

Sin demostración no hay fruto, no hay realidad.

Sin embargo, estás humildes y consagradas almas han servido verdaderamente y honrado a Dios, de una nueva manera. Ellos han contribuido a traer a la Tierra un nuevo camino de sanación. Una nueva forma de recibir nuestros derechos divinos. Un camino del espíritu para vivir en gracia y en autoridad ahora, ser quienes realmente somos; La Justicia de Dios en Cristo.

Estoy eternamente agradecida por su fe violenta. Me siento honrada por haber sido considerada por Dios, a la comunión y facilitar en sus propósitos, sanaciones y conexiones sinceras.

Dedico este libro al que me hizo señas
para que lo escribiera.
Al que me habló estás palabras dentro de mi
corazón y mente cada día por seis años.
Para el amante de mi alma, restaurador de mi
vida, y al que alegremente sirvo.
El Señor de todos, Cristo Jesús.

Introducción

Este libro es sobre ti! Sobre quién eres realmente, para qué fuiste creado, quién siempre has sido y lo más importante, quién no eres. Se trata de tu poder, autoridad, sanación, frutos espirituales y la última recuperación de tus derechos divinos.

Este es un manual de instrucciones para ayudarte a aprender a identificar a tu enemigo real y la batalla que siempre has estado luchando en tu vida. Aprenderás a apropiarte de tu autoridad espiritual innata dada por Dios, para someter a tu oposición.

Este material tiene la capacidad y la intención de renovar tu mente y tú auténtico yo espiritual. Es una obra profética de la Palabra de Dios de "Santa Identidad", una renovación para tu mente inconsciente. También es un resucitador para tu espíritu: un recordatorio y un ejemplo de tu autoridad y derechos divinos en Cristo. Esta Palabra de renovación está predestinada a crear una "redención transformadora", a un nivel más elevado, para aquellos que están dispuestos, listos y designados a recibirla.

A menudo, debes pasar por una prueba de manipulación, por un tiempo para ser influenciado por el error, para evolucionar hacia una verdad superior. Comenzarás a identificar la mente carnal como un maestro que detiene cualquier movimiento sincero de Dios. Ahora podrás avanzar, seguir adelante, a medida que adquieras poder sobre tu herencia generacional, tu mente atemorizada y tus dudas: un poder espiritual serio. ¡El poder de Dios!

Me gusta llamar a esta interferencia deliberada con la capacidad de acceder a nuestra conexión divina, "El síndrome de la retención". La Biblia lo llama "Enemistad contra Dios".

Debido a que la mente carnal es enemistad contra
Dios, porque no está sujeta a la ley de Dios,
tampoco puede serlo.

ROM. 8: 7

La antigua naturaleza, el Impostor de tu identidad, solo puede ser conquistada por la fe... no por una confesión de palabras, no por creencias intelectuales, no por la vana repetición de oraciones rituales o seminarios. Hemos estado consintiendo, incluso abrazando, a la oposición, no identificándola, no llamándola. ¡Eso está terminando contigo ahora! Nosotros, como pueblo de Dios, estamos obligados a poner fin a esta tendencia a la imprudencia. Dejaremos de permitir que la mente carnal, el ego, intente restablecer la ley.

Por eso, la ley fue nuestro maestro de escuela para llevarnos a Cristo, para que podamos ser justificados por la fe.

Gal. 3: 24

Nosotros, como seres espirituales, somos inocentes, nuevos. Venimos al Reino como hijos de Dios, asombrados y atemorizados, emocionados de lograr un nuevo propósito. Esto desequilibra al antiguo yo, a la antigua criatura, a la mente carnal. Pierde el control, y eso es exactamente lo que se supone que debe suceder. Creceremos en espíritu, en Cristo, y la carne disminuirá. Esto es la muerte de la carne.

"Él debe aumentar, pero yo debo disminuir".

Juan 3:30

A nosotros, como individuos, se nos pide que superemos la victimización generacional. El Impostor de nuestra auténtica identidad está siendo expuesto para que podamos conquistarlo y superarlo. ¡Recuperemos nuestro poder! Solo así podremos entrar en un nuevo momento restituido espiritualmente, una "redención transformadora" radical.

Queremos estar radicalmente vivos e inspirados por un encuentro con Dios. Nada más nos satisfará. Este es nuestro derecho divino y ha sido entregado a nuestra santa esencia.

El mundo está llamando a Dios... ¡para que Dios nos renueve! Aquí viene el factor decisivo, aquí viene el plan de Dios, porque al final, Dios obtiene lo que quiere... ¡Él es Dios!

Amados hermanos y hermanas, este nuevo movimiento, va a suceder como siempre ha sucedido, de la misma manera que Dios siempre ha salvado al hombre, a Su Tierra, y ha cambiado el mundo una y otra vez... por la fe y la rectitud.

Esta vez será a través de ti, a través de la fe violenta, en tiempo divino, en una acción espiritual que progresa: una que tiene el poder de conquistar todo lo que se opone a ti. Este es el poder de un Dios viviente, Immanuel. Los Cristos que hay en ti, se asociarán contigo para reclamar tu autoridad sobre todo lo que se te ha reservado de tus derechos divinos.

Esto es un préstamo de la gracia de Dios: el "Banco de la gracia". Un préstamo gratuito para que tú estés en plenitud de "Tu Santa Identidad" ahora mismo, en este nuevo momento, incluso cuando aún asistas a la Escuela del Espíritu. Aprenderás cómo puedes ir a la caza del poder de regeneración y evocar un milagro de sanación.

¡Volverás a recuperar tu poder, de antigua criatura generacional, por tu progreso personal, un avance con tu fe violenta en un Represalia Divina!

Él ha hecho cada cosa bella en su tiempo: también ha puesto el mundo en su corazón, para que ningún hombre pueda descubrir la obra que Dios hace desde el principio hasta el final.

Eclesiastés 3:11

Contenido

Sección 2   Historias victoriosos de Represalias Divina

Sección 1

REPRESALIA DIVINA

El Reino de Dios sufre violencia y los violentos lo tomarán por la fuerza.

Mateo 11: 12

Capítulo 1

La represalia divina es la sala de emergencias de Dios

Las represalias espirituales son el lugar donde, cuando hemos hecho todo lo posible, hemos intentado lograr nuestra sanación por nuestra cuenta, y es posible que hayamos seguido los caminos del mundo, los médicos, los terapeutas, los herbolarios, y tal vez, los guerreros de la oración, los medicamentos, la meditación, el ayuno, la oración y el estudio. Hemos sido absolutamente brillantes, tenaces e ingeniosos, sin embargo, seguimos enfermos y sufriendo. Reflexionamos, dudamos, y rezamos la pregunta de la desesperación: ¿Dónde está Dios?

Tengo una lista de mis propios esfuerzos personales, todas las cosas que probé; tiene seis páginas de extensión. Es tanto una comedia como una tragedia, que incluye, entre otras, las esencias florales, los ajustes quiroprácticos, los cirujanos psíquicos, las clínicas de renombre mundial del sistema inmunológico, los acupunturistas, los saunas de desintoxicación, las dietas de rotación, las dietas macrobióticas, los planes de alimentación basados en plantas, dietas bajas en carbohidratos o sin carbohidratos, homeopatía, terapia con vitaminas, terapia con células madre, trabajo energético, eliminación de mercurio de mis dientes: el punto es que nada me ayudó; De hecho, cada tratamiento me empeoró. No estaba tratando con los problemas reales; mi negación me estaba victimizando aún más. Me movía en la dirección equivocada, sin propósito y sin poder. Permanecí mortalmente enferma, hasta que fui iluminada en mi lecho de muerte, hasta que estuve lista, para recibir la revelación del "Represalia Divina".

Capítulo 2
Fe violenta

La represalia divina es una confianza radical en Dios. Es el proceso de hacer cumplir la gracia dada por Dios; La demostración de saber quién eres en Cristo. La represalia divina es el espíritu del hombre, en acción obediente, guiada por Dios, en su Santa Identidad, moviéndose en fe violenta. Es la apropiación de la sanación de nuestros cuerpos, mentes, corazones y espíritus, con nuestra autoridad divina en nuestra posición heredada de Conciencia de Justicia.

La fe violenta es la entrega simultánea de los ídolos del miedo, la duda y la muerte de la carne. Es la plenitud del baluarte espiritual, el guerrero en Cristo. Es así como tus Cristos personales se mantienen firmes.

Es simultáneamente rendición y autoridad; es un logro que solo Jesús puede proporcionar. Ahí es donde la victoria es tuya y la batalla es del Señor. Las represalias se someten voluntariamente al poder de limpiar y regenerar el poder del Espíritu Santo. No hay preguntas ni debates en el fuego de la renovación.

No por las obras de justicia que hemos hecho,
Él nos salvó, sino por el lavamiento de la
regeneración y la renovación del Espíritu Santo.

Tito 3:5

Confianza radical y poder de regeneración

La represalia divina es la demostración de tu fe, tu disposición a estar de acuerdo incondicionalmente con Dios. Eres tú, como el guerrero en Cristo, siendo quien fuiste creado a ser, en la sabiduría de Dios, sabiendo que hay batallas en esta vida que solo Dios puede ganar. Que Dios ha ganado. El guerrero santificado entra voluntariamente en el fuego de renovación... sabiendo por fe y revelación... que Jesús siempre es el cuarto hombre en el fuego.

"Sin fe, es imposible agradarle; porque el que viene a Dios debe creer que Él es y que recompensa a quienes lo buscan diligentemente ".

Heb.11: 6

El fuego renovador es donde apartas tu cuerpo del miedo y el engaño; este es el territorio donde Dios eleva tu conciencia a la tuya. Es donde avanzas en autoridad y creces en el espíritu.

Aquí es donde se magnifica tu poder espiritual, tu unción para la sanación de otros y todos tus dones. Aquí es donde tu espíritu es resucitado. Este es el don de la gracia que la mente intelectual no puede y no comprenderá. La represalia divina traerá la carne que se opone a ti y la cual impide avanzar, por estar bajo su dominio. Esto puede ser sanado, y consiste en usar nuestros derechos divinos de la Ley Perfecta de la Libertad y su identidad en la Conciencia de la Rectitud, para apropiarnos de la sanidad que se nos dio en la Cruz.

Aquí es donde el Espíritu Santo se mueve en tu favor como hijo de Dios; Este es tu Cristos levantándose, y haciendo lo que vino a hacer.

Por tanto, tomad toda la armadura de Dios, para
que podáis resistir en el día malo, y habiendo
acabado todo, estar firmes.

Efe.6: 13

Aquí es donde recibes la revelación, tienes un encuentro con Cristo y te das cuenta de quién eres realmente. Tu unción y tus dones no son evocados o potenciados por enseñanzas o seminarios; sólo pueden venir de *tu paso personal de fe*. Este es el único, hermanos y hermanas míos, para el que la Iglesia no tiene un seminario.

No os engañéis; Dios no se burla: porque todo lo
que el hombre sembrare, eso también segará.

Gal.6: 7

Capítulo 3
Cruz de amor

No estoy hablando de la voluntad propia. No estoy hablando de tratar de hacer que algo suceda. Estoy hablando de caer literalmente en la gracia de Dios. Ser quienes realmente somos es nuestra mejor adoración al Señor. Es apreciar lo que Él ha logrado en la Cruz del Calvario y reconocerlo de una manera muy madura. Esta es la definición de humildad espiritual: dejar de ser quien no somos y aceptar nuestra autoridad, y nuestra herencia espiritual de dominio en la Tierra.

Este es el proceso de santificación y renovación de la muerte del yo, la falsa conciencia del Impostor, y al separarse de las creencias de engaño, al mismo tiempo se está superando las victimizaciones innatas de la antigua naturaleza.

Tú estás imponiendo tu Santa Identidad al vencer la identidad de la Conciencia de Pecado de la antigua naturaleza. Cristo lo venció por ti en la Cruz, simplemente estás de acuerdo con ese hecho por tu demostración de fe violenta.

Así es como ganamos. Esto es creyendo la Palabra de Dios, las promesas de Dios y aceptar la Cruz de Cristo como algo terminado, completo, hecho y un arma de superación para ti. Está haciendo de la Palabra una realidad en tu vida. Esta no es la Cruz de la religión o la Conciencia del pecado que envía a más de uno al infierno, que dicta el juicio, el miedo, la culpa y el castigo. Esta es la cruz del poder personal, disponible y dispuesto a abrazar, incluir y proteger a cada persona en la Tierra: la Cruz de amor.

"En Él tenemos redención a través de Su sangre,
el perdón de nuestros pecados, según las riquezas
de su gracia".

Ef. 1: 7

Capítulo 4
Conquistando la duda

Una represalia espiritual tiene, dentro de sí mismo, el poder innato de la resurrección para cambiar tus pensamientos, tu conciencia y todas tus percepciones. A menudo estamos propensos a cerrarnos por la duda. La duda puede estar aceptando tu *finta* deteniendo tú avance por la conciencia generacional de la antigua creatura impostora, mediante detonantes de miedo que ya no te pertenecen.

> *"Por tanto, si alguno está en Cristo, nueva criatura es: las cosas viejas pasaron; He aquí, todas las cosas son nuevas.*
>
> 2 Cor.5: 17

Estos detonantes ya no te pertenecen porque son parte del pasado de la antigua criatura de la cual fuiste redimido. ¿Alguna vez has estado en una batalla que no puedes ganar? Lo intentas y lo intentas, pero parece que siempre terminas en el mismo lugar, enfermo, disgustado y desesperado. ¿Has estado en una batalla que te abruma? Lo he hecho; he estado en batallas tan por encima de mí que incluso acercarme con el ayuno y la oración se convirtió en un revés.

Falsos síntomas

La duda puede crear falsos síntomas y pensamientos agresivos e intimidantes, un detonante orientado y una conciencia híper-defensiva, auto-protectora y reactiva, donde prolifera el dolor corporal y la tensión.

Muchos han perdido batallas intentando mantenerse en pie, no entendiendo que el proceso de represalia no es fe religiosa, sino fe violenta. A veces, la mente inconsciente aún no está suficientemente santificada y creará una gran resistencia para superar los síntomas y las debilidades de la carne.

Haciendo lo que no puedes creer

El Impostor te engañará para qué creas que la fe está
haciendo todo que tú no puedes hacer. Que estás
mostrando una gran fe en comer alimentos a los que
eres alérgico. Por ejemplo, si eres alérgico a la leche
y bebes un vaso de leche, según el Impostor eres
un caminante de fe; estás balanceando tu fe. Esto es
"Conciencia Impostora." La verdad es que el Impostor
te ha preparado para la derrota. Eres un blanco fácil
y tendrá una tremenda consecuencia. No sólo una
reacción cutánea mis hermanos y hermanas, no, el
Impostor está a punto de tomar más de ti. Este enemigo
malvado está a punto de patearte cuando estés abajo,
cuando estés enfermo. El Impostor quiere tu territorio,
tu esperanza y lo más importante tu fe.

No puedes luchar contra el Impostor en su
territorio. No puedes hacer un poco de lo que no
puedes hacer y sanarte. *No estás haciendo lo correcto.*

Fe falsa

Por ejemplo, digamos que eres alérgico a las zanahorias
y decide comerlas por fe. Has decidido hacer lo que
no puedes hacer, comer una zanahoria por fe. Toma
de nuevo una zanahoria, esto parece ser la fe, estás
haciendo lo que eres incapaz de hacer. No es fe. No te

encontrarás allí. Así no es como Dios ve la fe. Esta no es la fe de un guerrero espiritual de la Conciencia de la Rectitud, esta es la fe de la religión "tratando de hacer un espectáculo de ti mismo con una zanahoria," que se ve bien para el creyente religioso, pero es la trampa del Impostor para caer y fingir fe.

El Impostor ha usado y creado este sistema de fe religiosa para ponerlos en duda y derrotarnos. El Impostor atacará tus alimentos, tendrás que reaccionar ante la zanahoria que estás intentando reincorporar a tu dieta. Puede atacar otras partes de tu cuerpo, creando dolor de espalda, náuseas y otros falsos síntomas para atacar tu fe. Utilizará el "miedo a", tu deterioro, lo amenazará creando daño físico a tu cuerpo, usará la duda para empujarlo aún más lejos, de dónde estaba, en un principio. En lugar de ganar fe y tener una victoria, te quitara la fe. El Impostor tiene sus ojos malignos y primitivos en tu territorio. Para el Impostor tu avance es el fin.

Luego, el Impostor continuará con un segundo golpe y creará una oportunidad para agregar un poco de castigo usando una interpretación religiosa siempre disponible; "No puedes tentar a Dios, Dios no sana a todos... Dios sana a quien Él quiere sanar". A menudo he escuchado que "Dios simplemente ya no sana".

Estos son los sentimientos de duda, de la religión, del control mental, del error y más dudas. Hay muchos profetas de la duda disponibles para el Impostor, pero esta no es la voz ejemplar del espíritu.

La mentalidad falsa del Impostor está en directa oposición a tu redención. Desea hacer la Cruz de Cristo sin poder sanador en tu vida. La verdad es que estás sanado, que Dios te sanó, ya está hecho, ahora es tu turno, y tu trabajo es poner a la carne bajo control. Para ello tienes que saber quién eres.

El espíritu está dispuesto, pero la carne es débil
Mateo 26: 41

Préstamo bancario de gracia

Esto es cuando solicitas por fe el préstamo del banco de la gracia: cuando no puedes lograr la sanación por tu cuenta, cuando sabes que estás verdaderamente sanado en el espíritu, esa es tu verdad absoluta. Sin embargo, todavía están abrumados por los engaños de la falsa conciencia. Necesitas más Cristos, más poder espiritual.

La represalia divina evoca la gracia que es por la fe, ahora mismo, cuando la necesite. Tu enfoque en la carne disminuirá y tu espíritu aumentará. Activamos la

gracia de Dios por nuestra fe espiritual y conocimiento.
La justicia es una acción del Espíritu. La acción justa está
saliendo, tomando la acción de fe contra la creencia y el
inmovilizarte de "miedo" en la antigua naturaleza.

Comenzarás a notar que gran parte de lo que te han
enseñado a creer para que aceptes como tu realidad no
es verdad, mucho de lo que consideraste un problema
físico, una enfermedad, no tiene absolutamente nada
que ver con tu cuerpo. Esta será una conexión que te
cambiará la vida y te dará poder de decisión.

A veces, esta revelación requiere golpear tu
fondo personal y luego tomar posteriormente una
decisión para dárselo todo a Dios. De hecho, cuanto
más imposible sea la situación, más poder de gracia
obtendrás cuando salgas y te enfrentes a ella. Esa es la
ironía de la sanación espiritual.

Por lo tanto, donde me complacen las
enfermedades, los reproches, las necesidades, las
persecuciones, las angustias por causa de Cristo:
porque cuando soy débil, entonces soy fuerte.

2 Cor. 12:10

Si puedes hacerlo tú mismo, no necesitas la gracia
de Dios.

Capítulo 5
Desbaratando el trauma

La represalia divina en el espíritu puede ser descrita como subir una apuesta inicial y el rechazo por la fe violenta, al mostrar y saber quién eres, al enfrentar el miedo: temores que se mantienen en lo profundo de la mente carnal inconsciente, temores que no pertenecen a tu verdadera naturaleza, el miedo se dispara con el pasado, los engaños generacionales y los miedos heredados.

Estos miedos están atrapados en nuestros cuerpos, creando falsos síntomas, dolores crónicos, enfermedades crónicas, falsas creencias, ansiedades, traumas re-estimulantes y emociones reprimidas. Revelarán sus cabezas feas y oscuras al oponernos y provocarlas. Solo son engaños de intimidación y estarán bajo tu dominio a medida que demuestres tu fe y conocimiento. Estas creencias de miedo están siendo usadas para sustraer tu espíritu. Deben traer estos miedos inconscientes a la nada y hacerlos ceder ante la autoridad dada por Dios.

Eres un guerrero divino aquí en la Tierra; mientras caminas entre estas batallas y enfrentas estas manifestaciones carnales por fe, ganarás el poder espiritual de la resurrección.

La verdad es que ya tienes poder sobre ellos. Sin embargo, tendrás que levantarte en el espíritu y enfrentarte a ellos para saberlo realmente, para establecer tu posición de dominio sobre ellos.

El acceso directo a la transformación

La represalia divina es la sanación interior, llegar a la raíz, al detonante, al trauma, de un solo golpe. Está evocando la revelación que vendrá después, después de la sanación física, cuando tú obtengas el placer del crecimiento espiritual.

Al consagrarte a resolver tus dilemas en el plan de Dios, por fe auténtica, la fe del espíritu, estará muriendo el viejo yo, el yo que tiene el problema del cual has sido redimido y que ya no te pertenece, en tu Santa Identidad. Cuando te mantienes firme y ya no eres expulsado de tu "semilla incorruptible", te estás volviendo más de tu verdadera identidad: menos de la antigua naturaleza y más de tus Cristos, que ya está sanado.

Una apuesta de finta

Ya has ganado. El Señor te ha dado el poder, y los detonantes y temores de la antigua naturaleza se doblarán, siempre y cuando no cedas. Es una apuesta de *bluff*; como en cualquier buen juego de cartas, cuando respondemos al *bluff* de nuestro oponente, *subimos las apuestas y elevamos más la apuesta.*

Sin aumentar las apuestas, es difícil convencer a tu oponente de que sabes que tienes una mano ganadora. Tu carta del triunfo es la sangre de Jesús y puedes invocarla en cualquier momento de la batalla. Invocándolo y no estando en la batalla real, a menudo es la antigua criatura, y es posible que no obtengas la respuesta que estás buscando.

Hablar y no caminar puede ser temor y duda que te detiene, con una creencia errónea de que confesar sin acción es suficiente. *Cuando te veas a ti mismo siendo rechazado, estresado o inmovilizado por el miedo, debes saber que no eres tú; esto es un detonante de la carne, un miedo de la antigua naturaleza, y no renuncies a tu territorio.*

Si no puedes ver claramente dónde se mueve tu represalia, acércate más y Dios liberará la revelación. Puedes ver más por fe que el hombre más sabio del mundo.

"Usará las cosas tontas de este mundo para confundir a los sabios".

[1Cor.1: 27]

Saliendo en represalia divina

Al salir de la represalia divina, tus circunstancias pueden parecer las mismas, pero tu poder cambia. Cuando estás saliendo de tu Identidad Sagrada, estás haciendo lo que la mente del miedo y la duda no quieren que hagas, exactamente lo que la duda teme hacer, y precisamente te dice lo que no puedes hacer. En el ámbito de la materia, en las leyes del hombre mortal, sin la conciencia de la autoridad espiritual, no puedes hacerlo. El miedo depende de tu ignorancia.

Justo cuando el miedo piensa que te hace ceder, así como el miedo crea un falso síntoma, un síntoma que previamente pudiste haber permitido que te empujara hacia atrás y ser vencido, en ese mismo momento, cuando agregas más de lo que exactamente la duda y el miedo te indican que te causarán daño, donde te amenazan e intimidan para renunciar a tus derechos divinos. Serás guiado para dominar la carne. La fe violenta es usar tus derechos divinos de la Ley Perfecta de la Libertad y tu identidad en la Conciencia de la Justicia para imponer la sanidad que te fue dada en la Cruz.

Reventando la mente de la duda

Cuando te opongas al miedo elevando la apuesta y agregues más de lo que exactamente te amenaza que no hagas, reventaras la mente de la duda: literalmente. Un guerrero sabe que no se puede conquistar el miedo en la mente, en su territorio adorado; Debes elevar la apuesta por miedo, hasta que ceda. Nota, yo no te sugiero que salgas y... solo hagas lo que no puedes hacer. Esta es la trampa. La creencia seductora de hacer lo que no se puede hacer es la fe. Te sugerí: haz lo que la duda, el miedo y todos tus pensamientos intimidantes y agresivos te están diciendo que no puedes hacer; se oponen a estas sugerencias hostiles, y luego agregue un poco más de acción contraria, a menudo mucho más, *y siga agregando hasta que la duda cese.* Esa es la diferencia entre la fe religiosa y la fe violenta. La fe violenta no guarda nada. Se opone al síndrome de la retención de la duda, con su Santa Identidad.

Cambiando tu realidad

A medida que realices represalias contra el Impostor sobre tu cuerpo, mente y alma y te adelantes a las amenazas, ganarán poder espiritual. La duda siempre está tratando de hacerte retroceder, haciéndote más pequeño de lo que estás llamado a ser, tomando tu territorio. Tienes un derecho divino y una ordenanza suprema para recuperar tu territorio. Una vez que tomes la decisión de tu fe de moverte en la dirección correcta, todo comenzará a cambiar. En realidad, todo cambiará inmediatamente. Estás en la batalla real: la guerra entre la carne y el espíritu. Es una guerra que estás predestinado a ganar.

Capítulo 6

Renovación a través de represalias

Cualquier cosa que hayas abandonado en tu vida, donde sea que haya sido y entregado previamente tu poder, debido a la influencia seductora del enemigo de tu espíritu, todo puede ser renovado rápidamente por una batalla espiritual justa y una confrontación.

Esto incluye todos tus frutos espirituales: paz, alegría, amor, autoridad sobre los dolores corporales y la salud divina. Si la opresión ha reinado en tu vida durante una temporada, es posible que tengas que comenzar a vencerla con un "represalia divina". Un aviso, una circunstancia, o una conversación pueden no ser suficientes. En verdad, todo es territorial en el reino espiritual. Es una batalla primordial. Muchas veces nos hemos vuelto demasiado complejos y sofisticados para percibirlo.

Muerte del viejo yo

Este es el proceso de morir en Cristo; no es una meditación silenciosa, sino una confrontación de primera línea de nuestra carne y la dificultad que crea, a nuestra entrega y autoridad en Cristo.

No te culpes, estás exactamente donde se supone que debes estar.

> *Pero veo otra ley en mis miembros, luchando contra la ley de mi mente y llevándome en cautiverio a la ley del pecado que está en mis miembros.*
>
> Romanos 7:23

Haciendo que el miedo ceda ante ti

El poder de la sanación por medio de la fe es confrontar con vehemencia a la oposición, hacer que el miedo ceda ante ti.

La verdad de la sanación por medio de la fe es que, como persona espiritual, por su posición en la

Justicia de Dios en Cristo, ya estás sanado; tú estás
sano. Puedes ser tentado y luego elegir ceder ante las
percepciones del miedo y la duda del Impostor, o puede
enfrentarlos. Una vez que sepas quién eres, enfrentarás
con alegría estas percepciones intimidantes del miedo.

Revertir los detonantes del miedo

La manera del espíritu para detener los detonantes, que
están creando los falsos síntomas en tu cuerpo, es dejar
de ceder ante ellos. No puedes rehacer tu infancia, no
puedes eliminar los factores detonantes del miedo y
su memoria de tu cerebro. Sin embargo, a medida que
dejes de permitirles que te victimicen, a medida que se
incrementen en el espíritu, te separarás de ellos. Serás
más grande en tus Cristos que los factores detonantes
en la mente del miedo. Tu corazón no se apagará, "será
activado" por el miedo cuando no estés intimidado por
él, cuando no solo no compres la mentira, sino que
reviertas el juego, y en realidad retires tu poder de estas
intimidaciones hostiles.

Cuando comprendas que esta es tu oportunidad
de ascender espiritualmente, comenzarás a ofrecerte
como voluntario para recuperar más de tu territorio,
recuperarás lo que el miedo está tratando de quitarte
y pronto estarás entusiasmado y ansioso por recibir

más. Mostrarás temor de quién eres realmente, no con palabras, sino con tus acciones, con tu demostración de fe violenta.

Estás hablándole al miedo, por tu demostración; *"He tenido todo lo que voy a tolerar. Esta vez, Impostor, te inclinarás, esta vez pagarás, mi sanación está pagada. De hecho, miedo, todo lo que te atrevas a usar para oponerte, desde este día en adelante, me llevará a la próxima recuperación de mi poder. Perderás más territorio del que ganes. Tengo autoridad dada por Dios sobre ti; disminuirás, y aumentaré, mi mente será exorcizada del miedo y la duda, por mi fe violenta".*

Sanación del corazón

Una ventaja de tu sanación física es la sanación de tu corazón. Tú, el guerrero, en realidad estás cuidando tu corazón y cuidando de ti mismo. Tu corazón ya no está abandonado y disponible para descargas de terror, o para recibir la basura de desmoralizarte y condenarte. Es seguro y protegido por ti. Has sido naturalmente elevado por la fe para sentarte por encima de la mente, con conciencia de justicia, una persona consciente que elige lo que recibirá.

La represalia divina te conecta con tu poder puro

de Cristos, y luego te lleva directamente a la raíz del problema que estás corrigiendo. Jesús es un psiquiatra increíble, resucitador, sanador y liberador, todo en uno...

Capítulo 7

Enfrentando en tu Cristos guerrero

Hay una razón por la que solo la fe violenta tiene poder en la batalla. Volvamos a nuestro ejemplo de la zanahoria. El Impostor sabe que puedes enfermarte al comer una zanahoria, pero no morirás. No estás realmente enfrentando el miedo. Lo tocas en el hombro y dices: "Hola, estoy aquí, intentando derribar tu Reino, pero no estoy seguro, si eres el verdadero problema, una parte de mí aún cree que tengo alergias a los alimentos, que tengo mi enfermedad, que soy mi cuerpo y que esto es un problema físico. No estoy totalmente convencido de que soy un espíritu inmortal y santo. No estoy seguro de que Dios me vaya a encontrar".

Si alguno de estos pensamientos es similar a tus percepciones, estás negociando no exigiendo. No eres una amenaza. Es una doble mentalidad. El Impostor evalúa rápidamente tu posición y sabe que no sabes quién eres. El Impostor concluye que has sido mal informado y conspira contra ti para ganar territorio.

Debes estar dispuesto a morir aquí: muerte a las creencias de la carne y, al mismo tiempo, debes saber que surgirás. La fe es la fe en la Sangre de Cristo, rescatándote del fuego, siendo el cuarto hombre en tu situación.

"Respondió y dijo: He aquí, veo a cuatro hombres sueltos, caminando en medio del fuego, y no tienen ningún dolor, y la cuarta forma es como el Hijo de Dios".

Daniel 3:25

"Porque para mí vivir es Cristo, y morir es ganancia".

Filipenses 1:21

Miedo: ¿Qué tienes?

Una zanahoria no es el fuego. Una zanahoria es una vela ardiendo en el viento de la duda. Imagina un juego de cartas. Estás a punto de aceptar al *bluff* del mal, elevando la apuesta de tu oponente.

¡Deja que el miedo sepa que no estás comprando su mano! "Miedo, ¿qué tienes? Crees que soy alérgico a los alimentos, que estoy de acuerdo contigo y que soy alérgico a las zanahorias".

"Impostor, tienes zanahorias. Tienes una amenaza y voy a reaccionar a las zanahorias, me voy a enfermar. Tienes una naipe de zanahoria, una apuesta de zanahoria; he reaccionado a una zanahoria en el pasado; he cedido ante las zanahorias."

"Mi posición ha cambiado. Ya no cedo ante las zanahorias. Tengo fe en que soy una mujer sanada, que fui sanada en la Cruz del Calvario y todo esto es una mentira, un ataque a mi identidad: un engaño, una estafa. Sé que eres tú, creando falsos síntomas en mi cuerpo — tú, la carne, Impostor, estarás bajo dominio del Señorío de Jesucristo. Te inclinarás ante mi autoridad. Comeré lo que quiera. Voy a ir a donde quiera ir. Haré lo que quiera. Yo soy la justicia de Dios en Cristo, en la Ley Perfecta."

"Comeré diez zanahorias. No le tengo miedo a las zanahorias. No tengo miedo de ti ni de tu presunto poder — Sé que no hay poder, sino el poder de Dios. Si creas un falso síntoma cuando coma diez zanahorias, agregaré leche, beberé dos botellas de leche. Soy más alérgico a la leche que a las zanahorias. Si creas un falso síntoma a la leche que beba, entonces comeré todos los alimentos a los que haya reaccionado, todos ellos. He terminado con este *bluff*. Iré tan lejos como sea necesario para vencerte. Morirás carne. Miedo tu morirás y duda tu cederás, y yo viviré. Mátame si puedes, Impostor. No creo que puedas; tú tienes comida, yo tengo la sangre de Jesús. Sé que tengo el naipe del triunfo."

Vamos Cristos

"Vamos. Te apoyaré hasta el fondo, nunca más te opondrás a mí. Esta vez cederás. He terminado. Seguiré tomando más territorio. Te voy a empujar tan atrás, que vas a perder todo tu territorio hoy, mientras subo las apuesta por tus ilusiones…"

Ascendiendo

Aquí es donde tu ascenderás — así es como Dios percibe la fe. El Señor sabe que siempre es el cuarto hombre en el fuego. Se pregunta qué estamos esperando. Por qué estamos sentados ayunando, orando, llorando, mendigando, adorando...por lo que Dios ya nos ha dado.

La verdadera adoración toma el territorio y condena la obra de la carne.

Porque si vivís conforme a la carne, moriréis; más si por el Espíritu hacéis morir las obras del cuerpo, viviréis

Rom.8:13

La fe no es sólo una zanahoria

La fe no es sólo una zanahoria o hacer lo que no puedes hacer. Consiste en traer la oposición de tu libertad bajo control. Es la fe violenta, la fe de la justicia de Dios — La Fe Santa. Sentirás la presencia de Dios después de haber abatido el miedo, de hacer un espectáculo sobre eso. La fe es vencer el miedo, la raíz de la mentira y ser quien ya eres, la fe toma al bravucón del miedo, nombrándolo. La fe declara " mátame si puedes, tu no me apoyas. *"Si no puedes decir eso, y sentirlo en serio, el miedo no se inclinará.*

He comprobado el sistema. Yo personalmente he hecho este proceso con cada grupo de alimentos, esporas de moho, y químicos tóxicos en el planeta. Lo he hecho con los ligamentos desgarrados y partes del cuerpo lesionadas y rotas.

He estado con cientos de clientes para recuperar sus territorios en esta misma batalla. La batalla de la guerra entre la carne y el espíritu. La única manera en que puedes ser derrotado en esta batalla es no elevando la apuesta contra el engaño. Para permitirte ser empujado a la victimización y así doblegar tu identidad. Hacer esto es una tremenda derrota para el espíritu.

Capítulo 8
Deja a los ídolos

Recuerde, es el vínculo lo que creó el problema en primer lugar, ni más ni menos. Es deshaciendo el vínculo lo que corregirá el error. Deshacer el vínculo es la sanación de tu situación, deja a los ídolos. Si no permites que el miedo y la duda controlen tu mente y te frenen, ganarás. La sanación por la fe, mis hermanos y hermanas, está aumentando la apuesta contra el engaño y luego retirara tu poder espiritual de la carne. *Deja a los ídolos*. Lo diré de nuevo. La sanación por medio de la fe es simplemente, *deja a los ídolos*.

Es lo opuesto a agregar ídolos de las obras, de las enseñanzas, de las oraciones rituales o de la lucha contra los giros de la mente: *deja a los ídolos*. ¿Está entendiendo esto? Si estás entendiendo esto, estás ganando un nuevo respeto y vínculo con tu Creador. Estás a punto de inclinarte en la dirección correcta.

Tu conciencia espiritual y tu poder están a punto de ser elevados, no por un seminario, sino por el Señor mismo; por el que puede.

Recuerda el juego de cartas

"¿Qué tienes Impostor? Tienes una zanahoria y un vaso de leche... Aumento mi apuesta, por diez zanahorias... Tienes un falso síntoma de dolor de estómago y agrego dos botellas de leche. Aumento mi apuesta, tomo más. Tomaré dos botellas de leche y agregaré una Coca Cola. ¿Qué tienes ahora? Un dolor de cabeza para iniciar, aumento mi apuesta: una carne seca (beef jerky), papas fritas, pan de trigo y un filete de carne. De hecho, Impostor, estoy agregando todo a lo que soy alérgico, todo a lo que me has dicho que soy alérgico, todo a lo que has querido que crea que soy alérgico, todo a lo que me has dicho que me matará o me causará terrible daño irreversible. Tienes una amenaza de muerte, yo tengo la sangre de Jesús. Morirás, yo viviré y estaré completamente vivo. Soy una mujer espiritual sanada.

Eres un engaño, un bravucón. No hay manera de que me incline ante ti. Te inclinarás ante mí, ahora, hoy mismo.

Estoy compartiendo una versión simple de una batalla espiritual primordial, con la que puedes tener la victoria sobre todas tus enfermedades. Él usa las cosas tontas de este mundo para confundir a los sabios...

Pero Dios ha escogido las cosas necias del mundo para confundir a los sabios; y Dios ha escogido las cosas débiles del mundo para confundir las cosas que son poderosas;

1 Corintios 1:27

Cómo ser recibido por Dios

Esta es la respuesta a "dónde está Dios", el grito de duda de la carne. Cuando contraatacamos, somos recibidos y elevados por Dios. Sabremos dónde está Dios. Él está contigo, esperando que camines hacia tu territorio. Tendrás una aventura con Cristo, un encuentro personal con Dios, por la fe. Es la ley de la fe.

No serás conocido porque eres "salvado", diezma o reza todos los días. No serás conocido porque eres una buena persona. Serás recibido cuando salgas y estés dispuesto a dejar la creencia, el engaño, la aprehensión, la ira, el diagnóstico, los medicamentos, el dolor y los falsos síntomas de la antigua naturaleza. Te encontrarás cuando elijas salir por la fe "de todos modos" y activar tu dominio y gracia: por la demostración de tu autoridad espiritual.

Capítulo 9

Un arma poderosa

No hay nada en el arsenal del guerrero tan poderoso como el represalia divina. De hecho, fui sanada de Lupus y de enfermedades del ambiente por la gracia y el poder de Dios mientras caminaba en la fe de la represalia divina. Fui llevada violentamente a recuperar mi salud a través de mi identidad espiritual.

Tuve que enfrentar el miedo a través de la represalia, con una demostración de mi autoridad espiritual, y recuperar mi Reino. Tiene sentido lógico y primario perfecto una vez que eres capaz de percibirlo con una visión del espíritu. La duda y el miedo crean un vínculo, un abandono de nuestro poder. Si renuncias a tu nutrición, como lo hice yo, (con una creencia basada en el miedo de las alergias) la misma sustancia que mantiene a tu cuerpo vivo, has doblegado tu esencia al miedo — y tu espíritu será oprimido.

Eso es fácil de comprender. La inversión de ese sometimiento es la renovación o resurrección del verdadero tú, tu espíritu, *al deshacer el vínculo*. Esto evocará el poder de renovación y resurrección de Dios para encontrarse contigo. Es la ley espiritual; tú serás recibido. El Espíritu Santo, la unción de Dios, romperá el poder del yugo de la esclavitud.

A menudo Dios permitirá que la oración nos sane por un tiempo; oración y el ministerio de salvación pueden ser la zanahoria de Dios. En última instancia, Dios quiere que tú crezcas y superes la antigua naturaleza y detengas el vínculo. Es algo inevitable. ¿Por qué andar por la vida pasando de una victimización a otra?

Estad, pues, firmes en la libertad con que Cristo nos hizo libres, y no estéis otra vez sujetos al yugo de esclavitud.

Gálatas 5: 1

Capítulo 10
El síndrome de retención

Serás recibido en tu fe, y la fe por supuesto requiere acción. No serás sanado esperando en el Señor por el tiempo perfecto; no serás y no habrás sido sanado, relajándote en la paz de Dios, o pasando todo tu tiempo en oración, ayunando y estudiando más. Si eso fuera cierto, ya estarías sanado. Esta es la duda que te detiene con un espíritu de postergación.

Esto se llama el "síndrome de retención"; es una manipulación del miedo y de la duda para mantenerte fuera de la acción sanadora de tu fe. Para mantenerte fuera de tu vida espiritual, de tu propósito, de tu vida. El Impostor sabe que sólo la fe violenta puede conquistarla. No puedes vencer al Impostor en el territorio de la mente carnal. Es simplemente más mente; has sido engañado para que renuncies a tu poder divino. Es como ir a una guerra nuclear con una pistola. No estás equipado para manejar los detonadores generacionales mientras aún estás atado a ellos.

Una decisión de fe

Cuando tomé la decisión de iniciar mi avance, tuve una victoria inmediata, una que necesitaba desesperadamente. El comentario de Dios fue: "¿Por qué tardaste tanto?" Había esperado hasta que pesaste 60 libras, muriendo y atormentada. ¿Para qué? Por miedo y duda para oprimirme e intimidarme aún más. No tenía el conocimiento que necesitaba — simplemente no conocía mis derechos. Aunque, debo confesar, tuve impulsos. A menudo sentía que debía llenar mi refrigerador con comida... y comer.

El espíritu todo lo sabe

En el fondo de tu ser, sabes exactamente lo que quieres hacer, lo que necesitas hacer, y lo que Dios te ha llamado a hacer. Cuanto más elimines el miedo, más se desbloqueará tu conocimiento innato. Así es como escuchamos a nuestro Creador. Así es como Él espera que estemos en una relación íntima con Él y que seamos guiados por Él... por fe. Él es, después de todo, el Dios de la fe.

Capítulo 11
En lo alto de los Cristos

A medida que demuestres tu verdadera identidad enfrentándote espiritualmente a todo lo que te detiene — la revelación que has estado buscando estará desbloqueada; siempre estuvo disponible para ti, ahora puedes recibirla. Estás en Cristo — en lo alto de Los Cristos, donde tu espíritu siempre estuvo. Literalmente has alejado la fuerza que estaba bloqueando tu camino.

El impostor podría estar pensando en tu mente, ahora mismo, "Estás loca, no puedes estar segura de cuándo Dios te encontrará... ¿quién se cree que es?"

La ley de la fe
Sin embargo, esta es una ley, "La Ley de la Fe".

¿Dónde está el alarde entonces? Se excluye.
¿Por qué ley? ¿De obras? No, sino por la ley de
la fe. Por lo tanto, concluimos que el hombre es
justificado por la fe y sin las obras de la ley.

Rom.3:26

Justificado por la fe, no es mentira

Cuando era alérgica a los alimentos, no había un solo alimento al que no reaccionara. Un trago de agua purificada crearía ampollas en mi boca y sarpullidos en todo mi cuerpo. Esto se diagnóstica como un "reactor universal", alguien que no puede comer o beber nada sin reacciones alérgicas graves. Ya no podía sobrevivir en el mundo cuando tuve mi primer encuentro con Cristo. No había comido un bocado en días. Vivía en las montañas de Santa Bárbara en aislamiento, con las ventanas cerradas, sin luz, sin aire y sin muebles; nadie podía entrar en mi choza de madera no tóxica, y yo no podía salir. Me había convertido en la "chica de la burbuja".

Sabía muy poco acerca de la sanación espiritual. Yo era una principiante en el conocimiento espiritual y atendido como tal. Al principio, cuando tuve mi encuentro inicial con Jesús, fui sanada por la gracia.

Fui resucitada de entre los casi muertos, padecí una experiencia cercana a la muerte y una sanación por la gracia simultáneamente.

Después de mi primer encuentro con Dios, mi sanación se produjo en incrementos. Aprendería más, recibiría una nueva revelación, subiría un escalón y adquiriría una comprensión más profunda de la batalla real a la que me enfrentaba, y recibiría más gracia. Esto traería más capacidad para comer, más poder para digerir alimentos, más salud; entonces podría tolerar más alimentos y estar cerca de más químicos, que antes eran tóxicos para mí. Pronto, pude salir de mi aislamiento y salir de mi casa.

Pieza por pieza

Pieza por pieza, estaba siendo renovada. Estaba segura de que llegaría hasta el final, un poco aquí, un poco allá, más y más gracia. Estaba entregando mis creencias, mis pensamientos, mis caminos, todo lo que solía ser, y con cada rendición, me acercaba un poco más a Dios, y recibía más sanación. Más Jesús. Fue un hermoso, sagrado y amoroso caminar con Dios.

¿Por qué estaba enferma?

Sin embargo, había razones por las que estaba enferma, razones que no tenían absolutamente nada que ver con la comida, las sustancias químicas, los alérgenos, mi sistema inmunológico o las partes de mi cuerpo. Estas reacciones físicas no fueron la raíz de mi disfunción. Mis verdaderos problemas no eran los alimentos, ni tampoco los derivados del medio ambiente ni los físicos.

Los problemas reales

Ésa no era la razón de los problemas con mi sistema inmunológico; pronto descubrí que había "detonantes", que surgirían a medida que salía de mi sanación. Había ídolos, pertenencias de la antigua naturaleza y caminos del pasado generacional. Estaba aprendiendo a rendirme a mi posición de ser una mujer sanada en el espíritu. Fue una rendición completa y total. No fue una sanación de la noche a la mañana — fue un proceso de transformación radical, por la gracia de Dios.

Capítulo 12
La redirección

Después de mi encuentro inicial con un Cristo amoroso, estaba segura de que llegaría hasta el final.... Fui feliz por primera vez en mi vida, tuve verdadera alegría. No tenía ninguna razón para creer otra cosa.

Estaba viva, resucitada de entre los muertos... ¿quién era yo para dudar? Sin embargo, algo más estaba sucediendo: algo que no entendía en absoluto, algo que no sabía que existía.

Estuve en la guerra entre la carne y el espíritu. Perdería mi sanación y luego me sanaría de nuevo, incontables veces, una y otra vez. Ganaría poder, perdería poder, ganaría tres alimentos, perdería dos.

Hasta que finalmente el Señor me habló y cambió la manera en que mi sanación procedería.

Estas fueron Sus palabras exactas: "Hija mía, yo no te estoy sanando ni liberando, lo tomarás por la fe, con tu autoridad en Cristo. Si no lo tomas por la fe, nunca tendrás nada, cada ganancia que hagas te será arrebatada, siempre estarás en una batalla por tu salud y tu paz. Tu problema no son las alergias a los alimentos, no son tus reacciones a los productos químicos, no es la disfunción inmune ni el lupus, tu problema es la 'impotencia' y si no recuperas tu poder, nunca te aferrarás a tu sanación".

Adictos a la victimización

Tenía dos tipos de poder que recuperar. En aquel momento no tenía fuerzas para reconciliar mi integridad emocional — eso vendría después. Primero necesitaba un cuerpo. Primero tendría que madurar en mi integridad espiritual. Había entrado en la sala de emergencia de la gracia de Dios. Estaba muy emocionada y agradecida de escuchar las palabras de un nuevo plan, una reorientación para fortalecerme. Acababa de perder otra batalla, y estaba experimentando uno de mis muchos altibajos. Estaba asustada y completamente sola, y me estaba desanimando y cansando de "tratar" de aferrarme a mi sanación.

El control del Impostor sobre mí era muy fuerte. Había renunciado a mucho territorio; había sido reducida a 60 libras... el espíritu de victimización me había inmovilizado completamente.

Estaba aprendiendo más verdad cada día, pero estaba tan abajo; toda una vida de compromisos generacionales, simplemente no tenía el poder para detenerlo. Tenía una adicción a la victimización y a la impotencia. El Impostor podía derribarme, oprimirme, como una corriente en el mar. Podía verlo, sentirlo, sabiendo lo que estaba haciendo, pero aun así me sentía abrumada; estaba tan apegado a mí, que no tenía fuerzas para detenerlo.

Me alegré cuando Dios habló, me animaron a tener un nuevo plan. Me fui a la cama alegre e inspirada. Pero, a la luz del día, por la mañana, me levanté pensando: "Oye, espera un momento, ¿de qué autoridad estamos hablando? Estoy perdiendo más alimentos, apenas puedo comer, sigo siendo alérgica a todos los productos químicos, estoy atascada, estoy enferma, oye, hola, necesito una sanación". ¿Te suena familiar? Dios tenía un plan.

De la mentalidad de víctima a la realidad espiritual

Jesús estaba a punto de mostrarme quién era realmente, y cómo demostrarle a mi oposición [el miedo] que yo era mi Santa Identidad y que no estaba disponible para ningún miedo, duda o victimización pasada. Tenía autoridad divina, un poder que necesitaba ser encendido por la fe, y sólo por la fe. Tendría que aprender a apropiarme de todo lo que Dios me había estado dando, y que no podía afianzar por la fe. Estaba a punto de ser liberada de una impotencia mortal; de ser golpeada, de una vida de victimización generacional, a mi propia realidad espiritual personal y poder.

Capítulo 13

Dominio en la Tierra

D ios estaba a punto de enseñarme cómo ganar y cómo mantener el "Sentido de justicia," dominio en la Tierra. Dominio en la Tierra, mis amigos; no estoy hablando de una meditación, una enseñanza, un estudio de la Biblia o del más allá. No estoy hablando hipotéticamente, o metafísicamente. Sí, dominio en la Tierra, sin bombo, ni falsas promesas. Dominio real en la Tierra es tuyo y se aprehende por la fe.

El favor de Dios

Este hecho puede sacudir algunas creencias religiosas ocultas. Esto podría ser un buen momento para sintonizar y separarse de los "pensamientos" de un Impostor sin fe, la duda y el miedo montados en el Impostor por tu gran espíritu. Verlo volverse loco y

luego decirle quién tú eres. Hay muchas personas
que disfrutan de enaltecerse acerca de sus logros
espirituales, "Oh sí, tenemos dominio en la Tierra."
Sin embargo, caminando y demostrando, no enaltece,
evoca el favor de Dios.

Estoy hablando sin necesidad de hospitales, sin estar
enfermo, sin depresión, sin adicciones, tu propia autoridad
sobre tu propia mente, corazón y salud. Estoy hablando
de ser libre para alcanzar el propósito que viniste aquí a
lograr. ¿Qué es lo que está pensando el Impostor ahora?
¿Estás listo para castigar las obras de la carne?

En esta siguiente sección, voy a compartir una
variedad de testimonios de represalia divina, así
puedes comprender el proceso. Creo que es mucho
más fácil conseguir la revelación mediante la lectura
de los testimonios. Serán breves y simples represalias
divinas. Ha habido muchos más, extensos e importantes
represalias; ha habido muchas represalias divinas, que
han conquistado largas enfermedades terminales, como
la mía; sin embargo, son más complicadas con historias
largas y diversas, y ese es otro libro. Estoy trabajando en
ese; vamos a agregar tu historia. Mi represalia personal,
en mi sanación de Lupus, una enfermedad ambiental,
síndrome de fatiga crónica y virus de Epstein Barr están
en mi libro testimonio, *Enforcing Grace*.

Las historias que voy a compartir son un compilado muy variado de modos simples y de situaciones que ayudarán a realizar el proceso de fe y de elevar la apuesta contra el engaño, son de fácil comprensión y pueden ser utilizadas para tus propias necesidades de sanación personal.

Sección 2

"HISTORIAS VICTORIOSAS DE REPRESALIA DIVINA"

Capítulo 14

La historia de Jane sobre la conquista de las alergias alimentarias

En esta primera historia de represalia divina, les comparto como Jane retomó sus alimentos con fe violenta y con un entendimiento del divino poder sanador en una auténtica batalla espiritual.

Verá la sencillez de cómo Jane conquistó su enfermedad por la fe, cómo pudo superar 15 años de sufrimiento y discapacidad en veinticuatro horas. Realmente en una hora, Jane fue sanada.

Jane era una estilista de cabello de Los Ángeles y trabajó toda su vida con productos químicos tóxicos. En la narrativa del Impostor y el reclamo era que porque Jane había sido expuesta a una dosis diaria de productos químicos tóxicos durante años, ella estaba actualmente tóxica y se había convertido en alérgica a todos los alimentos y a muchos productos químicos. Esta fue la historia firme de Impostor.

Jane había estado procurando mis servicios de sanación en Los Ángeles por cerca de un año, y su fe iba en aumento: por estar escuchando la verdad de su identidad y por brindar testimonio y participar en la sanación de otros en las reuniones.

Una mañana, ella se acercó a mí después del servicio, y compartió que sus alergias se habían intensificado tanto, que tuvo que renunciar a su trabajo. Estaba desesperada y muy dispuesta a tomar cartas en el asunto. Ella había alcanzado un punto de angustia. Ella había llegado a su límite. Estaba acabada.

Ella estaba siendo aislada de su trabajo, y su vida se estaba volviendo muy limitada. Lo único que podía digerir, hasta este momento, era atún. Ella era capaz de digerir un sólo alimento sin reacciones graves.

Renunciar al territorio

Esto es siempre lo que el Impostor hace, te da una historia, una justificación de por qué eres una persona con discapacidad o en dolor, inflamado, sin energía y luego, si eres receptivo a su relato, procede a tomar más territorio; el Impostor tomará todo lo que estás dispuesto y encantado a renunciar, lejos de ti. Esto se hace por medio de amenazas. El Impostor había estado amenazando a Jane con cada comida que eventualmente fue intimidada para eliminar. El Impostor había comenzado sus restricciones dietéticas con una advertencia a Jane de no comer pan: un pedazo de pan tiene moho en él, empeoraría su candidiasis, tiene trigo, aumentaría sus sensibilidades de gluten, el Impostor luego atacó un vaso de leche, no bebas leche, la leche tiene lactosa, te dará un dolor de cabeza, etcétera.

El Impostor haría esto sistemáticamente con cada comida que Jane ingiriera — añada el último miedo médico, la enfermedad del momento, la enfermedad del día, el cuento médico de moda, para magnificar sus creencias de miedo oculto e inconsciente. El Impostor sistemáticamente eliminó todos sus alimentos hasta que se redujo a un alimento, atún. Es casi siempre la misma técnica del Impostor, con cada persona infligida. Las tácticas de guerra son siempre muy similares. El

Impostor siembra el miedo y la duda; se recibe el
tormento, se crean los correspondientes síntomas
físicos dolorosos y se abandona el territorio. Si digo
territorio abandonado o creando un ídolo, lo digo en
el reino espiritual, es la misma cosa. La codependencia
y la idolatría son también la misma cosa. ¡Un vínculo
con cualquier otro nombre sigue siendo un vínculo!
Una vez que dejas de pensar como una víctima, como
un supuesto pecador, puedes comenzar a percibir
una mejor imagen de la situación y discernir lo que
realmente está sucediendo.

Jane decide ponerse de pie

En este punto de desesperación, toco fondo personal,
y habiendo escuchado mucha verdad, Jane estaba
totalmente convencida de que este era su momento
para tomar una mejor posición. Me pidió que fuera su
guía para facilitar su progreso.

Hacer y ver el progreso con un hermano o hermana
es mi cosa favorita en este mundo. Sé que estoy a
punto de ver un movimiento de Dios. Estoy a punto
de ser favorecido y aminorado en la manifestación del
Señor honrando su Palabra. Estoy a punto de entrar en
la divina presencia del Señor, y la unción del Espíritu
Santo está a punto de reinar y de llover.

Tejer Juntos en el amor

El dinero no puede comprar esto, esto es un homenaje y reconocimiento de la fe. Mi alegría y fe están a punto de aumentar. A medida que comencemos a tener una comprensión más profunda de la "posición", y nos unamos como una comunidad de seres espirituales, Unidos en el amor, el Impostor perderá un enorme terreno en esta Tierra. Este es el plan de Dios para su pueblo.

Para que sean consolados sus corazones, Unidos en amor, y en todas riquezas de cumplido mire para conocer el misterio de Dios, y del Padre, y de Cristo;

Col: 2:2

Cada vez que acompañamos a un hermano o hermana, nuestra propia fe aumenta. Todos creceremos juntos como un cuerpo, como está destinado a ser. Nuestro amor y fe por los demás crecerá, nuestro poder como recipientes de Dios aumentará. Esto no es acerca de una persona, hablando con la verdad o predicando — esto es acerca del cuerpo de Cristo, una comunidad, un "Ejército de Sanadores", reuniéndose, posicionándose, en amor divino unos a otros, poniéndonos a disposición, para sostenernos unos a otros en el campo de batalla. Esta acción de comunidad nos permitirá recibir la gracia de Dios, nuestros corazones serán abiertos por el amor.

El cuerpo de Cristo debe ser sanado, experimentar la sanidad personal que sólo sucede de un paso de fe, a fin de convertirse en sanadores con poder. El cuerpo debe convertirse en un cuerpo consciente, un cuerpo en realidad. El miedo sabe quién está caminando y quién está declarando, y el control del Impostor no estará sujeto a la conversación o al confesar solo. La unción y el poder para sanar vienen por la fe y de conocer a Jesús el Sanador. Aquí es donde está el poder de Dios, está encarnado en una experiencia personal de dejar los ídolos del tormento y las enfermedades del Impostor, con fe en lo que somos: la justicia de Dios en Cristo. Cuando hacemos esto sabemos y honramos quién es Él, "el Gran yo soy," con todo el poder que se le ha dado.

Los "Cristos-Sensatez" del espíritu resucitado

Vamos a ser todos juntos como un cuerpo y con alegría planearemos estrategias, oraremos, y planearemos días milagrosos de Sanidad de "Represalia Divina". "Estoy hablando de un nuevo cuerpo, un cuerpo consciente y evolucionado. Un cuerpo maduro, consagrado a la

transformación. Imaginen un cuerpo experimentado
que ha tomado individualmente su tierra de regreso
y ha liberado la opresión de los ídolos en sus vidas
personales. Individuos que viven en la realidad de la
"Cristo-Sensatez", la sensatez del espíritu resucitado.
Un cuerpo fundamentado por la experiencia de
reclamar su propio territorio personal por la fe. Este
nuevo cuerpo no será un cuerpo que honra la carne
mortal y la victimización, ni un cuerpo que siga
al hombre, este es un cuerpo maduro dirigido por
el Maestro. Este es el cuerpo mejorado, el pueblo
auténtico de un Dios vivo.

Este nuevo cuerpo que no se enfocará en el pecado
y la fornicación, no es un cuerpo auto-justificado
inconsciente o enfocado en la carne. Este será un
cuerpo que habla su verdad con amor y crece en todos
los aspectos de Él. Un cuerpo que ha evolucionado por
la fe y ya no está en negación, un cuerpo que resuelve
en el momento, con la integridad de un Dios vivo y
siempre en evolución.

Día de la renovación del reino de Jane

El día que planeamos para mi hermana Jane fue un gran día de sanación. Ella llegó para su renovación preparada con algunos de los alimentos a los que era altamente alérgica.

Tenía con ella la temida hamburguesa McDonald, unas papas fritas y una Coca-Cola. Los alimentos que fueron interpretados por el Impostor, por las percepciones de control mental, como una muestra de gran fe. El Impostor ya había tendido una trampa a Jane: "Estás comiendo lo que previamente te ha ocasionado reacción, estás demostrando tu fe."

Sin embargo, Dios no ve fe en hacer justo lo que no se puede hacer; Dios sabe que hay que elevar la apuesta en el engaño. El Espíritu Santo, con su sabiduría suprema, sabe que no se puede hacer retroceder el miedo en su propio territorio material mortal. Hay un recuerdo, un trauma, una creencia inconsciente en la mente carnal, que tiene que ser destrozada, "exorcizada", aniquilada por el poder de la fe violenta. Esta es la fe del espíritu inmortal eterno. No se trata de un ascenso mental, ni de un concepto metafísico, sino de una fe violenta, que provoca la respuesta de un Dios vivo, activo, partícipe: un Dios que es el cuarto hombre en el fuego.

Conquistando la fortaleza

Si vas a entrar en territorio enemigo, tendrás que conquistar la fortaleza del miedo enfrentándote a la mentira de raíz. Estás deshaciendo lo que te han hecho.

¿Cómo puede uno entrar en la casa de un hombre fuerte, y despojar sus bienes, si no ata primero al hombre fuerte? Y después el despojara su casa.

Mateo 12:29

Eres el atormentador

Tienes que romper la fortaleza, la creencia interna; estás revirtiendo el trauma. Estás creando el trauma, el detonante, la ansiedad, estás creando una obstrucción mental — estás literalmente reventando su mente. Tienes que ser el agresor. Esta batalla es primitiva, territorial; tienes que dominar.

Miré el arsenal de alimentos de Jane, y recuerdo que pensé: "No, Impostor, no en mi guardia, no vas a derribar a mi hermana". Sabía que estas elecciones de comida eran un montaje — no había suficiente energía en él. No fue una represalia espiritual, fue un "intento" de la carne de ser sanada. Jane fue totalmente sincera en su selección. Esto no tiene nada que ver con gente buena, o gente que carece de fe o gente que tiene más fe. Se trata de engaño. A menudo es difícil verse a uno mismo, siendo subjetivo cuando uno es el que está en la guerra. Es por eso que estar juntos tiene tanto poder; hay una revelación en esto, una revelación de "Represalias Divinas".

"Jane, eso es genial, has tomado algunas buenas decisiones — has hecho un trabajo maravilloso, tu fe ha subido; vamos al 7-11 y aumentamos nuestra guerra." Ella había llegado tan lejos, Dios estaba en ello. Podía sentirlo ahora y me acompañó. Ella confió en los Cristos en mí. El conjunto original de alimentos de Jane era la selección del Impostor, sabía que podía comer esos alimentos y "si" no recibía la sanación que estaba esperando, se enfermaría por unos días y se recuperaría. Perdería la esperanza en esos alimentos y perdería más fe. Ella sería entonces víctima de la duda y separada temporalmente del reino de la fe. Jane se vería obligada a retroceder aún más, peor que en donde estaba, se sentiría desanimada, deprimida, desesperada, pero viva para contar su historia de derrota.

Muerte a la mentira

Al elegir el siguiente grupo de alimentos, Jane tendría que sentir que su selección podría hacer daño permanente a su salud. Tendría que ser informada por su mente carnal, por una falsa creencia, de que los alimentos elegidos podrían matarla. El Impostor tendría su historia oculta, subconsciente, con el siguiente grupo. La voz del Impostor puede sonar algo así:

"Arrojarás todo tu cuerpo fuera del camino, has sufrido durante años, ¿estás loca? Nadie debería comer esa basura. Estos alimentos crearán un choque anafiláctico, una reacción severa al azúcar en la sangre; el médico le dijo que, con su síndrome del intestino irritable, debería tener cuidado con ciertos grupos de alimentos. Seguramente destruirás tu sistema digestivo, estás arriesgando tus órganos internos. Tú tienes exámenes de sangre que muestran que tienes estas enfermedades. Esto es real. Nunca te recuperarás de esta estúpida demostración. ¿Qué te hace pensar que Dios va a encontrarte? No tienes hechos que prueben esa idea".

Todos hemos oído esta voz, todas las dudas, el miedo y la ansiedad, un agente profético para la perdición.

Fuego

Jane tendría que escuchar las amenazas del Impostor
y oponerse a ellas. Primero, tendría que provocar un
error para hablar. La voz del mal debe ser provocada
para que aparezca y muestre sus opiniones ocultas.
¿Qué tenía realmente? No una hamburguesa... sabía
exactamente dónde tenía que estar mi hermana
para oponerse al miedo y la duda; para oponerse al
diagnóstico médico. Tuvo que dar su vida, o al menos
pensar que lo era. Sólo entonces habría poder. La carne
tenía que morir en la primera línea con Jesús. El espíritu
tenía que saber que Cristo sería el cuarto hombre en el
fuego. Primero, tenía que haber un fuego, sólo un fuego
puede lastimar, no se trata de una llama que puede
quemar, sino de un fuego renovador.

¿Cuál es el resultado final del Impostor? ¿Cuál era
la fortaleza? ¿Qué tenía realmente?

Entramos en un 7-11; compramos la temida carne
seca (beef jerky), pastelillos (twinkies), algunos de sus
asquerosos perritos calientes (hot dogs) y chocolates
baratos. Añadimos alimentos que, con toda honestidad,
nadie debería comer, y mucho menos una persona con
un supuesto trastorno digestivo. El desorden de Jane,
como el de todos los demás, tenía todo tipo de nombres
populares: Síndrome del intestino irritable, virus de

Epstein Barr, también le habían diagnosticado úlceras y colitis.

Encontramos algunos de los alimentos más desagradables y no comestibles del planeta, y los compramos. El mal estaba a punto de ser provocado.

Para que la prueba de vuestra fe, siendo mucho más preciosa que el oro que perece, aunque sea probada con fuego, sea hallada para alabanza, honra y gloria en la aparición de Jesucristo.

1 Pedro 1:7

Jane comió

Volvimos a mi casa: Jane comió. Simplemente comía. Nos sentamos, juntas en la mesa de mi cocina, y Jane comió. Se comió todos los asquerosos alimentos temidos. Nuestro plan era que se quedara a dormir, para que yo pudiera unirme a ella para un desayuno adicional asqueroso, pero piadoso.

A veces hay un ataque en la mañana, El Impostor haciendo un último disparo, para un regreso. A menudo, el Impostor puede ganar un poco de poder en la mente carnal inconsciente de la noche a la mañana. Estábamos preparadas. Esto es algo muy natural. El

Impostor puede ser respaldado por un momento, luego reagruparse y tratar de regresar al día siguiente. Existe la posibilidad de que la batalla continúe durante unos días. Esto depende a menudo de cuánto tiempo ha durado el ataque y de cuántas batallas se han conquistado antes.

Cuando te enfrentas al Impostor en tu propia vida, si eres consciente de que la trama del enemigo es a menudo reagruparse, ganar poder y volver a atacar, no te desviará del camino. No renunciarás a tu ganancia.

Simplemente seguirás elevando la apuesta — cada día, ganarás poder mientras llevas el miedo y el engaño hacia abajo. Una vez que veas que el miedo se inclina ante ti, te conviertes en un guerrero seguro de ti mismo y disfrutas de la guerra. Es un tiempo emocionante, un tiempo dedicado a la unción y presencia de Dios: un tiempo inolvidable y santo.

Esto no pasó con Jane. El Impostor sabía que no caeríamos en eso; solo podía ceder más territorio en una batalla en curso. Jane se comió todas las comidas. No pasó nada. Ni un gruñido de estómago. Ni un eructo. Nada, todo lo que ocurrió fue alegría y victoria.

No hice nada

Nota, yo no hice nada, nada, ni una oración, ni eché fuera los miedos, ni agregué las Escrituras, ni nada. No permití que mi carne tomara ningún crédito o que se honrara a sí misma por encima del poder de Dios. "Jane comió". No hay enseñanzas ni agenda: sólo comer. Ese era el componente necesario. Su fe violenta, acompañada de la elevación de la apuesta, su represalia divina personal, la toma de autoridad sobre su propia mente con sus propios "derechos divinos", todo ello obró en su favor. No necesitaba añadir nada más. Sólo para estar agradecido a Dios y honrar y respetar la fe. Dios lo haría — ella estaba en su fuego. ¿Qué puede añadir alguien a Jesús? ¿Cómo podemos competir con el poder de regeneración del Espíritu Santo?

Todos los nombres de todas las supuestas enfermedades se inclinaron ante su voluntad. Se levantó a la mañana siguiente, se sintió muy bien, volvió a comer, agregó más comida chatarra y luego siguió su camino para recuperar su vida y su trabajo.

Nunca más tuvo otro ataque de alergia alimentaria.

Esto es más poderoso que cualquier oración; cualquier oración de liberación; cualquier ruptura de maldiciones; cualquier estudio, lectura o recitación de las Escrituras. Esto es "Conciencia de Justicia", una confianza total en la gracia de Dios, sabiendo quiénes son y sus derechos divinos.

Un avivamiento de la justicia

Estamos a punto de tener un nuevo avivamiento de sanación espiritual en la Tierra, uno que nunca hemos visto antes. Una impartición completamente diferente de la energía divina. Esto no lo logrará una persona aclamada con dones de sanidad. Será hecho por el cuerpo de Cristo reuniéndose, y siendo sanado: un nuevo cuerpo, estando juntos, un cuerpo consciente, un cuerpo consciente transformado, uno que se resucita a sí mismo reclamando sus derechos divinos, y por la fe y la demostración. Cuando esto ocurra, el mundo cambiará. Dios está a punto de elevar nuestra conciencia a la suya cuando nos entregamos a lo que no somos.

Un ejército de sanadores cariñosos

Cada persona de fe tendrá el poder de sanar a otros y cambiar el mundo. Un ejército de sanadores, un ejército de amor, de aceptación total, alegría y poder audaz. La aceptación es Jesús, la tolerancia es la arrogancia de la antigua naturaleza. A medida que este nuevo cuerpo divino consciente, se convierte en su verdadera identidad, el amor de Cristo fluirá libremente de estos seres espirituales consagrados. La iglesia se convertirá en lo que se supone que es: el centro de sanación para todos, la divina Sala de Emergencias y el hospital para muchos. Al convertirnos en nuestra Santa Identidad, estos atributos nos renovaran naturalmente a nuestra posición de servicio y santidad en la Tierra. Los Cristos estarán todos sin dogma. La religión se inclinará ante la conexión espiritual, el amor. Esta es la "Ley Perfecta de la Libertad".

Cuando oramos desde este lugar, estamos orando desde el Cristos, desde el mismo Cristo. No hay ley en el amor. No hay ley en los frutos del espíritu. Si no hay ley no hay traumas, no hay detonantes, no hay enfermedad. Libertad total de la carne.

La conciencia de pecado estará bajo dominio de la Conciencia de Justicia. No se trata de tratar de creer, ir a una iglesia o tomar una clase. Esta es la realidad espiritual. Se trata de transformarse para ser quien eres. Este es el Cielo Nuevo en la Tierra. Este es un nuevo ahora, no sólo un momento, sino un nuevo movimiento de Dios. Un movimiento de Dios, mis hermanos y hermanas, que les traerá el momento.

Capítulo 15

La historia de Lily sobre cómo enfrentar a los demonios

Compartiré otro testimonio sanador único de represalia divina. Esta es la historia de Lily: una interesante y pequeña parte de esta. Lily había estado asistiendo a mis grupos de liberación en Los Ángeles durante un año. Ella había experimentado mucha sanación, y había ganado mucha autoridad espiritual, entendimiento y poder.

Lily era una encantadora dama de ascendencia china, de la ciudad de Toronto; había estado viviendo con su familia en el área de Arcadia. Lily había decidido mudarse con sus compañeros de cuarto, más cerca de la ciudad. Fue allí donde encontró su siguiente oportunidad de sanación de Represalia Divina.

Pronto descubrió en su nuevo entorno que no podía dormir por la noche. Había sonidos extraños e intimidantes irrumpiendo por las paredes.

Al examinar más de cerca su nuevo entorno, Lily descubrió un diseño asociado con la adoración del diablo en el suelo, bajo su alfombra, justo al lado de su cama. Había recogido la alfombra y encontrado una pintura simbólica y ritual de un pentagrama, la estrella satánica de seis puntas. Esto se sumó a su ansiedad, y poco después de encontrarla, no pudo dormir. Lily comenzó a investigar a la persona que había alquilado la habitación antes que ella y, por supuesto, se dio cuenta de algunas historias extrañas de eventos demoníacos. Esto se sumó a su preocupación y perturbación de su paz. Ahora estaba preocupada por el dolor de cuello y los dolores de espalda. Ella estaba atribuyendo todo esto a los ataques demoníacos en su nuevo entorno.

Lily estaba exhausta y confundida. Ella no sabía qué hacer, una dama de luz e intención espiritual ahora viviendo en un ambiente demoníaco.

Inicialmente quería huir. Sin embargo, su dinero y su compromiso habían bajado. ¿Y ahora qué? ¿No iba a volver a dormir nunca más?

Cuando vi a Lily, una semana después, estaba en trauma; hinchada, cansada y temblando. Ella compartió su situación con nuestro grupo de apoyo para la liberación en Los Ángeles. Inmediatamente se me proporcionó una visión del represalia perfecto, una revelación de lo que el Espíritu Santo haría para deshacer el vínculo con el miedo.

Usualmente cuando hay una sanación, una visión, o una revelación de la verdad, siento gran gozo — y lo estaba sintiendo. En realidad, me reía a carcajadas, no de su dilema, sino de la maravillosa solución y el empoderamiento que se avecinaba. En sus alas estaba su sanación.

Creo que Lily tenía algunas preocupaciones, algunas dudas, sobre el poder del reino demoníaco.

Compartiré la misma guerra que invité a Lily a ejecutar. Le sugerí que saliera y comprara algunos carteles e imágenes que representaran al diablo. Además, necesitaba encontrar algunos cantos demoníacos, del tipo que se puede certificar: sonidos horripilantes, cantos malvados y música, con voces gruñonas y un bajo que hacía ruido en el estómago.

El plan de guerra de Dios

Ideamos un plan: antes de que Lily se fuera a la cama. Alineaba sus paredes con imágenes representativas del demonio, luego reproducía sus cantos demoníacos, con grandes bocinas a alto volumen. Entonces le haría saber al Impostor que no tenía miedo del demonio, de sus imágenes e ilusiones, o de ninguna de sus "personalidades" que creaban ruido. Le diría al supuesto demonio que ella estaba en el juego. ¡Subiría la apuesta en amenazas demoníacas!

"Escucha, Impostor aquí hay algunas actividades demoníacas muy serias, bien conocidas y respetadas para tu placer. Impostor, adiós y buenas noches."

En resumen, Impostor:

"No hay más poder que el poder de Dios."

Romanos 6:6

Lily se va a la cama

Lily se fue a casa, a la cama, y mantuvo su diálogo con el Impostor. Observó todos sus pensamientos y amenazas. Al hacer esto, Lily encontró un nuevo poder al expresar su autoridad, y palabra por palabra respondió a las amenazas de ataques demoníacos.

Sintió como el miedo, la mente cedía ante ella y su cuerpo se liberaba. Hay un poder dado por Dios para observar y tener autoridad sobre sus pensamientos en la batalla real.

Es una ventaja de fe en acción, tu espíritu se levantará en la Conciencia de Justicia y será capaz de realizar esta batalla en el momento. Esto puede no suceder en el campo de práctica; puede no suceder con las Escrituras o con los recitales de afirmación en su iglesia o en sus estudios. Sin embargo, cuando hayas salido y estés en verdadero combate con el Impostor, estarás en el fuego de renovación, y tu carne sentirá la quemadura, tu violenta fe será honrada y experimentarás el poder de tu Santa Identidad.

Deshacer el vínculo

No es necesario decir que la apuesta fue mayor que el ataque de miedo. El miedo no puede permanecer si le estás dando más trauma del que te está infligiendo. Lily venció el miedo demostrando su fe en el poder supremo de Dios; le hizo saber que no tenía poder sobre ella. Ella deshizo el vínculo. Un caso muy claro de represalia....

Paz perfecta

Lily pudo dormir en perfecta paz esa noche y todas las noches posteriores, mientras eligió permanecer en ese ambiente; tenía total comodidad y alegría. Ella también ganó más poder, más separación y santificación del Impostor con algunos problemas de victimización diferentes. Su fe había aumentado, ya no era una víctima hinchada, afligida por el dolor de espalda y cuello, considerando un movimiento inconveniente y una huida de la ilusión del Impostor. ¿Podría haber hecho esto por ella, con mi doctorado, en psicología? ¿Podrías haberla ayudado con tu experiencia o consejo?

Si toda una Iglesia hubiera orado por Lily, ¿eso habría resuelto su problema? Estoy hablando del poder de resurrección del Espíritu Santo. La gracia por la fe, la fe que está siempre presente en cada situación, para cada persona sin excepción. La ley de la fe, la fe violenta, la entrega voluntaria simultánea del ídolo y la dependencia radical de Cristo.

Capítulo 16
La historia de Tommy

Compartiré otra batalla que fue sanada con el poder de la represalia divina.

Tommy tenía una gran voz de cantante. También tenía un "trabajo diurno" y era muy exitoso en ello; trabajó y vivió en Los Ángeles, California. Su familia estaba en el negocio del entretenimiento y él había heredado el talento. También había heredado el alcoholismo generacional. Después del trabajo, por las noches, Tommy salía a cantar a un bar de karaoke.

Había un bar en el vecindario que frecuentaba, donde Tommy se había hecho muy conocido. Sólo había un problema con su don – todas las noche se exhibía; él normalmente estaba borracho. Todos lo veían en su peor momento. Él era el alcohólico favorito y jovial del pueblo, o al menos del bar. Era conocido por sus repertorios de borrachos.

Tommy había recibido una copia de mi libro, "Enforcing Grace", de un cliente mío que había sido sanado de dolor de espalda crónico y sensibilidad química severa en uno de mis servicios de liberación en Los Ángeles.

Tommy era una persona que estaba claramente predestinada a tomar autoridad sobre su carne con el proceso divino de sanación de represalias; creo que el propósito espiritual es un poderoso catalizador.

La historia de Tommy

Tommy venía de una familia religiosa; su hermano era un ministro cristiano. Tommy siempre había sentido que su hermano se había perdido en la religión. Compartió conmigo que se había dado cuenta de que su hermano, una vez amante de la diversión y muy vivaz, tenía una fuerza vital disminuida cuando se involucró en el cristianismo religioso. Se había vuelto distante y reprimido. Esto asustó a Tommy y lo llevó al cristianismo organizado. Era considerado la oveja negra espiritual de la familia. Sin embargo, después de leer sobre las represalias y el poder de sanación en "Enforcing Grace", se puso en contacto conmigo y compartió su historia de años de alcoholismo. Mientras hablaba, sentí la presencia de Dios, supe que Dios lo estaba preparando para el servicio, e inmediatamente fui guiado a facilitar su Represalia Divina.

Tommy era extremadamente intuitivo, inteligente y espiritualmente exigente. Pronto fue capaz de comprender el proceso de la represalia divina aún mejor que yo. Era un guerrero natural; tenía revelación.

Estaba listo, entusiasmado y preparado para tomar represalia. No tuve que animarlo en absoluto. Sólo había una pregunta... ¿cuáles serían sus represalias? ¿Dónde estaba su paso de fe? ¿Qué podía hacer para hacer retroceder el miedo e intimidar al Impostor? ¿Cómo podría un paso de fe romper las fortalezas del pasado de Tommy? Había un pasado, por supuesto; es irrelevante para el resultado de las represalias. Siempre hay una razón por la que alguien se convierte en alcohólico. Siempre hay una razón mortal en la niñez para la disfunción y victimización de las condiciones de salud. Una situación familiar generacional, un espíritu familiar.

Discutimos el quién, el qué, el dónde y el porqué de su bebida.

Tommy, que era extremadamente inteligente, exitoso, atractivo, talentoso y salía todas las noches, sentía que era aburrido.

La verdad sea conocida, el sentía que si no bebía y si no estaba mareado, ni siquiera podía hablar con la gente. Creía que no era encantador cuando estaba sobrio y que nunca tendría el valor de cantar. Sería rechazado y se sentiría solo. Esa fue la afirmación y el relato del Impostor. ¿Cómo elevamos la apuesta en eso? ¿Cómo respaldamos "aburrido" por la fe? Sin beber alcohol, Tommy simplemente se quedaría solo en casa, no tendría vida social y se deprimiría. ¿Cómo detenemos el deseo de beber y de esa manera llegar a ser encantadores y entretenidos por la fe?

Respaldando el miedo

Siempre es lo mismo, el respaldo del miedo. Hacemos más de lo que el Impostor teme hacer. Tommy estaba dispuesto a hacer cualquier cosa. Comprendió la premisa y no había nada que pudiera detenerlo. Tommy era capaz y estaba emocionado de ganar territorio. Tenía amplia fe en cualquier acción de oposición.

El plan de guerra

Dios tenía un plan. He notado que el plan de Dios es siempre simultáneo, totalmente racional y sin embargo extraño.

Tommy fue llevado a respaldar las amenazas de miedo del Impostor, saliendo más. En lugar de quedarse en casa aislado, tenía que salir más. Dios ordenó que continuara disfrutando de su vida nocturna. Tommy iba a añadir más bares y más lugares de Karaoke en los que cantar.

Debía enfrentar su miedo y seguir saliendo — más salidas, más cantos, más bares, pero sin el alcohol. Suena extraño, ¿verdad? En lugar de ir a un bar, tenía que añadir cinco bares y cantarles a todos: todas las noches.

Tuve el privilegio de ver lo que ocurrió. Vivía cerca, así que me uní a Tommy en su búsqueda de karaoke sobrio. Fui invitada por Dios y Tommy a estar con él.

La decisión

En el momento en que se tomó la decisión de la fe, el semblante de Tommy cambió. Su espíritu se entusiasmó por vivir y por no ser oprimido por el alcohol. Fue una decisión espiritual, una decisión de fe, no un ejercicio de voluntad propia o una decisión de intentar dejar de beber. Confió en el poder de Dios, y se levantó en el espíritu. Sus Cristos estuvieron a la altura de las circunstancias.

Tommy entendió la premisa. Era un ser espiritual, y Dios lo encontraría por la fe; sólo tenía que seguir moviéndose....

Una sanación milagrosa

Fue un profundo milagro. Fue de un lugar a otro hablando y conectándose con todos y cantando. A la semana, había un poco de desgaste del Impostor, Tommy estaba dando su testimonio libremente.

El poder de su testimonio era muy fuerte; todos lo conocían como un borracho desde hacía veinte años. Cuando Tommy fue visto como una luz, era muy grande. Un testimonio increíble, y el hecho de que viviera a lo grande en bares, cantando, bailando y riendo completamente sobrio, fue increíble para el espectador. La gente nos veía juntos y se me acercaba: "¿Qué hiciste, Rev. Juliana?" ¿Mi simple respuesta? "Nada, ¿qué podía hacer?" Ni siquiera recé por él. ¿Qué podía hacer alguien? Tommy tomó una decisión por fe y aumentó la apuesta por el miedo. Nunca ha sentido la necesidad de volver a beber. Tiene un hermoso testimonio y ha ayudado a muchas personas a liberarse del alcohol. Un huevo menos para freír... alcoholismo generacional.

Siempre hay una raíz

Es fácil juzgar la sanación milagrosa y decir "bueno, no llegó a la raíz; tenía problemas psicológicos y volverán". Había, por supuesto, una raíz: La madre alcohólica de Tommy dejó a su padre y a sus cuatro hijos cuando él tenía diez años. Era el mayor de los hijos, su padre trabajaba muchas horas en el negocio del entretenimiento, muy lejos en locaciones de cine. A Tommy a menudo se le dejaba la responsabilidad, tanto en su mente como en su realidad, de criar a sus hermanos. Aprendió a temprana edad a cuidar de un hogar y de otras personas, pero no de sí mismo.

Tommy también tenía sentimientos de culpa porque su madre dejó a toda la familia cuando él tenía diez años de edad. Siempre había sentido que tenía algo que ver con la decisión de ella de dejar a su padre.

A medida que comenzó a vivir como la persona espiritual en su Santa Identidad, la autoestima de Tommy aumentó. Sin beber, era más capaz de cuidar de sí mismo.

Tommy había ganado claridad por la fe, y la capacidad de ordenar sus pensamientos y no recibir los viejos pensamientos condenatorios y llenos de culpa del pasado. Después de un corto período de tiempo, fue capaz de dejar atrás su infeliz pasado y vivir la vida espiritual del empoderamiento. Tommy comenzó a vivir fuera de su miseria, fuera de su Viejo Ser. Incluso se reconcilió con su madre y ahora tiene una gran y amorosa relación con ella.

En vez de ser un cuidador co-dependiente de la carne, siendo un buen tipo y acompañando a otros para su aprobación únicamente y solo para complacerlos, se convirtió en un orador de la verdad y un dador de luz. Estaba en servicio espiritual, y era un ejemplo de los propósitos de Dios.

Ir al grano

Como mujer, que era psicóloga, en una de las ciudades más grandes del mundo durante veinte años, estoy encantada de decir que la represalia divina puede ser primordial, pero es, sin embargo, un atajo que abarca nuestra salud física, paz mental y bienestar emocional. Ir al grano de la transformación espiritual; es el espíritu que se eleva por encima de la mente, donde se supone que está nuestra posición natural de autoridad dada por Dios. Tiene el poder de armonizar el espíritu-mente-corazón y cuerpo para todos los seres humanos que viven en este planeta, es Dominio en la Tierra.

Pero todos nosotros, mirando a cara descubierta como en un espejo la gloria del Señor, somos transformados de gloria en gloria en la misma imagen, como por el Espíritu del Señor.

2 Corintios 3: 18

Colocando la carne bajo dominio

Tomar territorio disminuye el poder de la carne. Si tomas suficiente territorio estarás viviendo la vida de la persona espiritual, sin importar cuál haya sido tu historia pasada y tus condiciones físicas. Lo superarás todo. Permanecer en el fuego con Jesús es el lugar más seguro y poderoso de la Tierra. Este es el atajo. El fuego es donde das tu paso de fe, donde te opones a los miedos y engaños de la mente egocéntrica del Impostor. Esta es la clave para la sanación: la clave para nuestra caminata de fe.

"Veo a cuatro hombres sueltos, caminando en medio del fuego, y no tienen ningún daño, y la forma del cuarto es como la del Hijo de Dios.

Dan 3:2

La voz de la fe

La fe dice: "Toma algo de mí, y claramente pagarás. Te va a costar. Si me quitas algo, perderás. Yo soy tu maestro. Te enseñaré y te entrenaré para que me obedezcas, para que residas bajo la autoridad de la voluntad de Dios" [*Enforcing Grace*, pág. 274]

Ir al fuego con Jesús — donde Él será el cuarto hombre en tu situación es simplemente planear una pequeña guerra espiritual.

He aquí, veo a cuatro hombres sueltos, caminando en medio del fuego, y no tienen ningún daño; y la forma del cuarto es como la del Hijo de Dios.

Dan. 3:23

Recuerde, si puede hacerlo por sí mismo, no necesita la ayuda de Él.

Cuando entregues tu habilidad para superar un obstáculo, deja ir la ayuda mundana y reconoce la imposibilidad de tu situación. Cuando estés más dispuesto a subir la apuesta y añadir un poco más de desafío, cuando reconozcas plenamente que no puede haber duda, que no puedes sin el poder de Dios para cumplir esta tarea, sanarte o arreglar tu problema.... Experimentarás la "Intervención Divina".

Esta es la promesa de la represalia divina; tú se la has dado a Dios. Simplemente no eres capaz, es una entrega total a la fe. Es la esencia de la Conciencia de Justicia. Así es como aprehendemos nuestra autoridad espiritual en la Tierra. No hay otra manera de conseguirlo, y ningún otro camino lo ofrece. A veces la gente llega allí tocando fondo. A veces estamos tan desesperados por un milagro que estamos dispuestos a confiar radicalmente en Dios.

Sin quitarle territorio al Impostor, es imposible mantener su Santa Identidad. No es un trato de una sola vez. Es el estilo de vida de un guerrero: un conquistador del miedo y el engaño. Esta es otra razón por la que las obras tienen que ser eliminadas, son la distracción del Impostor para que tú obtengas cualquier poder adicional sobre ellas.

Tuve que tocar fondo, en mi propia experiencia personal. No tenía adónde ir, no tenía otra opción que Jesús. No tienes que llegar a las profundidades, enfermarte o volverte loco — una vez que te das cuenta y eliges ser pro-activo en tu territorio siempre puedes elegir ampliar y expandir tu espíritu al tomar más territorio; y siempre hay más territorio para tomar.

Siempre hay más poder para apropiarse

Si alguna vez te sientes impotente, si necesitas fuerza y una elevación de tu espíritu, tal vez no sepas exactamente lo que pasó, pero estás abrumado. Si te sientes un poco rebajado, sensible, o débil....toma algo de tierra. Haz que el miedo retroceda.

Recupere un poco de energía

Ni siquiera debe estar en la misma área que tú para renunciar al poder, el poder es poder. Puedes sanar tu espalda malvada recuperando tu poder de otro engaño. Mi espalda fue sanada cuando puse todos los supuestamente tóxicos y temidos empastes de mercurio en mi boca por fe: más fe, más victoria, más poder.

Tenía un cliente que se estaba quedando sordo, experimentando una pérdida de audición repentina, y no tenía la raíz del problema; simplemente no lo sabía. Conocíamos otras áreas donde ella había renunciado al poder. Cuando se enfrentó y conquistó esas áreas, ganó poder. La audiencia volvió al cien por cien. Estábamos asombrados. Cualquier readquisición de tierras abandonadas es un paso para recuperar el poder en su vida. La clave es tomar lo que le impide seguir adelante. Recupera lo has cedido.

Siempre hay más tierra que conquistar

No me he quedado sin miedos por conquistar. Todavía estoy aquí en la Tierra, y si estás leyendo este libro, tú también tienes miedos que conquistar. Recientemente he dejado mis anteojos, y puedo ver y conducir sin ellos, viendo mejor por la noche, entonces yo estaba con los anteojos. Estoy en el proceso de ver perfectamente, con la vista divina, mi derecho dado por Dios. Fui guiada a ver con una visión imperfecta como otro bloqueo del miedo, otra creencia del Impostor. Dios me lo puso fácil, no podía conseguir una receta que me permitiera ver bien. Tuve que replanteármelo. No lo había identificado como un ídolo, había estado totalmente inconsciente en mi búsqueda por ver mejor y me había vuelto dependiente de las gafas. Comencé a tener miedo de conducir de noche. Cuando finalmente lo vi, supe que me había cedido ante los anteojos, años de anteojos, y supe que tenía que detener el vínculo para que mi visión fuera renovada. Finalmente recibí mucho más que una visión mejorada, empecé a tener mejor contacto visual con los demás, colores renovados y más brillantes, y una nueva relación con la naturaleza, empecé a "ver" y apreciar las flores, la hierba y los árboles.

El ojo divino conecta con todas las creaciones de Dios y siente amor al hacerlo; el ojo divino está conectado al corazón. Empecé a "ver", de otra manera, el verdadero ver nos retarda, es en el momento. Es el sentimiento del corazón y la conexión a través de los ojos, las ventanas del alma. Ahora sólo llevo gafas para trabajar en el ordenador, pero esto también se corregirá y llegarán más bendiciones. Soy libre de comprar cualquier anteojos de lectura en CVS etcétera, sin tratar de encontrar un "mejor optometrista" o las gafas perfectas para mejorar mi capacidad de ver. Lo "vi" por lo que era. Una creencia más de conciencia de pecado, intentando decirme que mi visión era menos que perfecta. Lo importante es que no te tragues la mentira del Impostor diciéndote que eres tu cuerpo físico y que es tu amo, tu Dios, es al que debe escuchar y obedecer sus amenazas.

Puedes entender por qué el Impostor quiere impedir que entremos en esta Tierra Santa.

Capítulo 17
La historia de Leslie

Leslie era una discípula mía guiado por Dios que había ganado mucha sanación personal y sabiduría en los años que ella había estado sirviendo conmigo en mi ministerio de Los Ángeles. Leslie tenía un regalo único y sorprendente el cual era echar fuera las enfermedades mentales de la mente humana mortal. Tuve el placer de encontrar a muchos individuos traumatizados y enfermos mentales, y de regreso al día siguiente después de su precioso ministerio, declarando su claridad. Una persona que nunca olvidaré; regresó al día siguiente, después de que ella había orado por él llorando, "esta es la primera vez que me ocurre sin voces hablando sobre mí en mi cabeza. Este es el primer día de mi vida que estoy sin tormento mental".

Ella era una sanadora muy dotada y Dios la utilizó en muchas áreas diversas. Se desempeñó en el centro de los Ángeles, ministerio Skid Row donde ella oró y alimentó a las personas sin hogar; ella también estaba asistiendo a la Universidad y estaba trabajando como camarera en un restaurante en el valle de San Fernando por la noche.

Ella había trabajado en ese restaurante durante muchos años; de repente decidieron añadir un patio al aire libre, uno para fumadores. Aquí es donde la oportunidad para la promoción espiritual llegó a estar disponible.

La oportunidad inminente de Leslie

Leslie había desarrollado una tos terrible y una infección en la garganta. Ella no podía servir comida en la zona de patio, donde los fumadores cenaban; el Impostor le informó que ella había desarrollado una alergia al humo de los fumadores. En breve después de esa sugerencia hostil, Leslie había llegado a ser tan sensible al humo que, incluso cuando ella estaba dentro del restaurante, estaba híper consciente del humo de afuera y tosía continuamente.

El Impostor había etiquetado su condición como bronquitis, su médico estuvo de acuerdo, y después de una ronda de antibióticos, fue aún peor.

Recibí su llamada a las 9:30pm. Ella estaba angustiada; "Tengo que dejar mi trabajo, ya no puedo trabajar aquí, mi salud está en juego".

Quien era ella en su Santa Identidad lo sabía muy bien, pero el Impostor la había desgastado; esto se logra con medicación y diagnóstico médico. Este fue el momento de la verdad para mi hermana. Un desafío para deshacerse de cualquier temor oculto, dudas de completa redención transformadora de Dios y sus propios derechos sanadores y divinos para ser sanados. Ella fue guiada por Dios, a adoptar una postura. El Impostor quiere crear puntos ciegos en todos nosotros.

Recordé al instante, cuando llegué por primera vez de mi ubicación en la cima de la montaña ambientalmente segura de Santa Bárbara, muchas veces sentí miedo cuando tuve que volver a entrar en el mundo; el mundo de humos de coches, cigarrillos y los vapores del avión todavía me intimida. Le di a mi hermana la represalia exacta que Dios me había dado con respecto a los humos.

En ese momento, Leslie estaba tosiendo tan fuerte que apenas podía mantener una conversación, "Cómo me apoyare a mí misma," Leslie continuó. "Este es un gran trabajo, se ajusta a mi vida, a mi tiempo está cerca de mi casa. Me gusta y conozco a todos aquí, y el pago y propinas son excelentes. Puedo incluso tomar un tiempo y correr a casa para pasear a mi perro."

Me respondió: "no tienes que renunciar a este trabajo, hasta que esté listo para. No permitas que el Impostor te moleste. Es un *bluff*. Apuéstale."

Leslie permanecía angustiada. "¿Cómo acepto el *bluff* de los Marlboro?"

Plan de guerra de Dios

"¿Cómo elevo la apuesta sobre los cigarrillos?" Leslie estaba confundida. "Iré a comprar unos cigarros," dije. "Fuma un agradable y grande cigarrillo toda la noche esta noche." Ella lo consiguió. Ella inmediatamente sintió el espíritu y escuchó el poder del espíritu en mi sugerencia.

Leslie hizo justo eso. Ella compró los cigarros, me llamó y reímos de alegría absoluta y ella encendió un cigarrillo en su pequeño coche, un espacio pequeño con mucho humo. Este era su coche, no un patio al aire libre, pero un vehículo cerrado, sin aire, sin escapatoria. La tos, los falsos síntomas de la supuesta bronquitis, desaparecieron más rápido de lo que había llegado. La sanación fue instantánea.

Este Represalia Divina funcionó de la misma manera que todos los demás represalias.

El Impostor tenía a mi hermana detenida con "miedo al" humo. La amenaza era que tendría que renunciar a su trabajo o dañar su salud. Estas fueron sus únicas opciones... perder su trabajo o perder la salud.

No había nada malo con los pulmones de Leslie, habían sido contraídos por el miedo, por la creencia de que ella había desarrollado una reacción alérgica y tenía bronquitis; no más no menos. Podría haber sido una contracción debida a una razón emocional, yo no estoy negando eso. Supongamos que sus pulmones se habían convertido en estrechos por el temor de perder a su marido, o su trabajo, un miedo a ser despedido y sus síntomas fueron diagnosticados como una fuerte gripe. La confrontación de miedo no tiene que estar relacionado con el problema. Sólo tiene que ser más grande que el miedo actual del cuerpo, más grande que la amenaza del Impostor.

Dominio es dominio y el temor debe ceder a sus derechos divinos. Si estás a punto de perder un trabajo o una relación, estar enfermo no va a ayudarle. Es el Impostor pateándote cuando estás abajo. Te aseguro que después de tomar tu poder de nuevo, con las represalias divinas tus soluciones serán muy fáciles de percibir. Serás más grande que los problemas emocionales que el Impostor ha creado.

Amado, lucha por lo que tú quieres, los deseos de tu corazón y propósitos espirituales. No permitas que el Impostor te tienda una emboscada y detenga tu avance. Luchen con fe y sabiduría eterna.

He visto a cariñosos, amables, y auténticos creyentes con gran corazón y fe golpeados y culpándose por ataques de cáncer, siendo acusados sin perdón y otras interpretaciones poco amables de su identidad. Este abuso verbal proviene de un espíritu de condenación, un ataque impío sobre el pueblo de Dios.

Uno no consigue cáncer debido a la falta de perdón; los síntomas del cáncer son debidos a un conflicto de identidad y a un lazo con alguien, algo o el Impostor de sí mismo. Generalmente un debilitamiento, una victimización creando un vínculo

con el ídolo. He encontrado cáncer y Lupus en la
mayoría de las enfermedades que están arraigadas
en la codependencia. Donde los vínculos afligidos
responden a las necesidades de los demás y no cuidarse
de sí mismos. Incapacidad de ser fiel a uno mismo, un
compromiso de los propios deseos: una creencia que
tu estás aquí para cuidar de otros, ir a lo largo de forma
pasiva y en silencio negando su propia voz del corazón,
creando una autoestima limitada. Cáncer, como la
mayoría de las enfermedades, es una cuestión de
integridad, un asunto del corazón. Tiene muy poco que
ver con el perdón o la falta de perdón, que es a menudo
la odiosa acusación y el segundo golpe de la actitud
despiadada de la conciencia de pecado.

No hay nada de malo contigo, amado — no
permitas que la mente mortal del hombre, te haga un
mal. Este no es Cristo. Se trata de la personificación
de la falsa inconsciencia. Esto es exactamente lo
que el Señor está cambiando. Estamos viviendo un
tiempo maravilloso, mi familia, que están viviendo y
participando en la nueva, ahora, tiempo de sanación
en la tierra de Dios. Estaremos juntos. Entraremos en
el "yo también" de la discrepancia de identidad y no
recibiremos las acusaciones y las interpretaciones

erróneas del Impostor. Nadie puede hacerlo solo.
Está pensado para realizarse en unidad, nosotros sólo
podemos obedecer a Dios. Mi fe esta en ascenso y nos
permite amablemente tejer juntos en el poder del amor
divino.

Capítulo 18
La historia de Jacob

Conocí a Jacob en un refugio de animales en el oeste de Los Ángeles. Compartimos nuestro amor por los animales; nos habíamos convertido en amigos entre limpieza de jaula, eventos de adopción y al pasear al perro. Finalmente, Jacob adoptó a Pita, un hermoso gatito siamés. Él estaba encantado con ella. Ella habló, se acurruco y era su compañero constante.

Jacob y yo trabajamos normalmente en la sección de perros, pero a Pita la habían tenido un día y el la vio en la sala de espera y tuvieron una conexión instantánea. Él se enamoró de ella, la adoptó y tomó a la pequeña muñeca a casa con él.

Después de unas semanas, Jacob entró en el refugio una mañana con una erupción enorme — una erupción que cubrió todo su cuerpo.

Un diagnóstico médico

Él estaba llorando. "Tengo que renunciar a Pita," dijo, "fui llevado a la sala de emergencias ayer por la noche, con una erupción dolorosa y cubierto con ronchas, y descubrieron que tengo una alergia a los gatos. Me hicieron pruebas y tengo una reacción severa a la caspa de gato. No sé qué hacer... Pita se está hospedando con mi vecino, y no puedo estar cerca de ella. Ella está llorando y molesta, y mi corazón está roto. Yo no he dormido y la medicación que me dieron me confunde y aturde".

Invité a Jacob a venir y quedarse esa noche en mi casa. Oramos, él consiguió descansar y compartí mi sanación personal de alergias con él. Jacob era un hombre gay judío, que no tenía ninguna experiencia con sanación espiritual. Le explique que él no tuvo que renunciar a Pita; que esa era una idea absurda.

El campo de batalla

Teníamos que ir al campo de batalla. Sabía que Jacob no tenía alergias a animales, pero tenía solo absoluto amor divino y compasión para ellos. Tuve una sensación de que algo más había activado sus reacciones. Pregunte qué había sucedido en las últimas veinticuatro horas que pudiera haber creado cierta tensión. "Nada," dijo; él fue a casa del trabajo, Pita lo saludó, le alimentó, y entonces su mamá le llamo de la Florida. Hmm... Mamá en la Florida. Tuve una yo misma. ¿Cómo está ella preguntando? Jacob me informó que ella no estaba bien y quería volver a Los Ángeles.

Siempre hay un motivo, mis amigos, para sus manifestaciones físicas y los síntomas, no son los que el Impostor les presenta. Siempre hay una revelación en sus síntomas: una conexión, una conciencia para ganar. El Impostor está en oscuridad y negación. Está buscando una oportunidad para superarte y te debilitarte al tomar los deseos de su corazón. Quiere señalar con el dedo de la culpa fuera de tu control, culpar a los demonios, erupciones cutáneas, partes del cuerpo y las enfermedades.

Miedo a que su madre regrese a vivir con él, o cerca de él, envió a Jacob al inconsciente reprimido de temor y enojo. Finalmente tenía paz en su vida, y regresaba.

Represión

El miedo reprimido y la ira que el Impostor mostró reticente le permitieron a Jacob que reconociera la manifestación de la erupción. Esto se basaba en el temor de que no está cuidando de sí mismo al estar con su madre y cayendo en sus viejos patrones de miedo, opresión y culpa; entonces, cediendo a sus demandas. Estas emociones reprimidas surgieron como una erupción cubriendo todo su cuerpo. No trate todo esto con él en ese momento; eso vendría más tarde, después de la sanación, con el lujo de la paz emocional y la confianza.

La raíz del síntoma es irrelevante a la autoridad del espíritu para ser sanados. Este es el punto vital que esta historia aclara abundantemente.

Hay dos partes para una sanación. Una es espiritual: tiene un derecho divino para ser sanados por la gracia de Dios. Tienes un derecho divino para apropiarse de su sanación por la fe.

También tiene un proceso de transformación para crecer en, madurar en, para tener tu conciencia elevada a su Santa Identidad reconociendo el engaño y corrigiéndolo.

Hay un compromiso con Dios para ser centrado y propuso en su camino, consagrada para proteger su corazón, ser fiel a ti mismo y en definitiva a crecer en su alimentación, autenticidad e integridad.

La primera parte de la conciencia de la justicia es la integridad espiritual, sus derechos divinos; la segunda es integridad emocional, el honrar de los problemas en tu corazón y cuidándose a sí mismo en ella.

Jacob tendría tiempo para ocuparse de su conflicto con su madre y crecer en esa zona, con el lujo de la salud divina, cuando estuviera claro, medicamentos gratis y con su querida Pita a su lado.

Mi corazón se partió por mi querido amigo y Pita. Yo no podía soportar pensar que ella lloraba por él, su vida perturbada por el miedo y la incertidumbre de perder su Jacob, y donde ella terminaría. No sé tú, pero los animales llegan a mí.

Dios tenía un plan

Utilizamos la autoridad espiritual de Jacob para traer el cuerpo y la erupción bajo control, con el poder supremo del Represalia divina.

Jacob tuvo un derecho divino para ser sanado — fue un precioso ser humano en esta tierra, un hijo del Dios viviente.

Amaba a Pita y no iba a dejarla ir sin una pelea. Su amor tenía fe en él. La Fe obra por amor...

Regreso de Jacob

Me llevó a preguntar a uno de los voluntarios si ella podría cambiar de lugar con Jacob para el siguiente día, ella trabajaba del lado de los gatos. Le expliqué que Jacob necesita un tiempo de entrenamiento con los gatos, había unos cincuenta gatos en el refugio. Sí, cincuenta, no una gatita pequeña llamada Pita, pero cincuenta: de todos los tamaños, formas, edades y colores. Sí, Impostor, cincuenta gatos. ¿Qué tienes?

Cincuenta gatos peludos, hediondos, grandes y pequeños para Jacob. Me estoy riendo ahora en la memoria de esto. Fue toda una escena. Bueno, por ahora tú probablemente puedes suponer lo que pasó, nada en absoluto. Jacob pasó dos días del lado de los gatos y era alergia, sarpullido, síntoma y medicamentos gratis. El acepto al *bluff* del Impostor subiendo la apuesta en el engaño y el miedo.

Dios conoció a Jacob exactamente donde él estaba

Dios lo conoció allí. Jacob no tenía mucho conocimiento para ir a la guerra. Había esperanza: la esperanza de recuperar a Pita. Se enfrentó a su miedo. Tenía corazón. En los ojos de Dios, el corazón de Jacob era sagrado. Su corazón hablo fuerte, más que un montón de vana repetición de palabras vacías, o guerra sin acciones correspondientes.

Recogió a su querida Pita en la segunda noche, y ahora viven felizmente juntos desde entonces. De hecho, Jacob consiguió finalmente un segundo gato para compañía de Pita cuando él estuviera en el trabajo. También obtuvo gran sabiduría espiritual, la confianza y una relación con un Dios amoroso. Comenzó a entender cómo podía ser provocado por una llamada telefónica y cómo no expresarse en el momento podría afectar su salud.

La transformación de Jacob había comenzado, y se comprometió a ser fiel a sí mismo. Él estaba ahora alineado con su propósito espiritual y tiene un valioso respeto y gratitud por su verdadera naturaleza.

La raíz de Jacob

Las reacciones alérgicas de Jacob fueron conquistadas finalmente por ganar conciencia y hacer que el corazón, mente, espíritu, se conectaran con el cuerpo. No tenía que sufrir con síntomas debilitantes durante años, medicamentos tóxicos, inconsciente con erupciones y sin mascotas para consolarlo, para obtener la conciencia divina. No debe vivir en ira reprimida para recibir la sanidad. No es plan de Dios. Dios ya te sanó. Toma lo que Dios libremente le ha dado, en una redención completa y total, es siempre el plan de Dios. Jacob simplemente e inocente lo había honrado.

La broma cósmica

Como estás comenzando a percibir, la verdad con algunos de estos testimonios es que el problema presentado por el Impostor rara vez es el problema; es el miedo que se crea por los detonantes y los síntomas físicos erróneos y engañosos. Estas manifestaciones finalmente tienen muy poco que ver con el cuerpo.

Cuando nos enfrentamos a estos engaños, tenemos que ganar. Ni siquiera existen. Esa es la broma cósmica de la materia literal — ni siquiera existen. Esa es la amarga dulzura de toda posición. Como toda esta gente preciosa demostrando su fe santa y violenta, cuando Dios me estaba sanando yo creía de verdad que estaba entregando mi vida, que podía morir....creía de verdad que estaba arriesgando mi salud y mi cuerpo. Sin embargo, a medida que he ido adquiriendo experiencia en el campo de batalla del fuego de Dios, he aprendido que la mayoría de estas supuestas enfermedades ni siquiera existen. Realmente no. No estoy hablando metafísicamente, sino literalmente; no hay tal cosa como alergias, lupus, etcétera. Sólo hay manifestaciones de miedo, duda, emociones reprimidas, detonantes del pasado, e ilusiones de nuestra fiscalidad material y mortalidad. La mente carnal del ego del Impostor honrándose a sí misma por encima de tu Santa Identidad.

Jacob nunca más reaccionaría a la caspa de gato, a la que nunca había reaccionado. Sin embargo, si hubiera continuado reprimiendo sus emociones, Jacob tendría muchos más síntomas de compromiso en el futuro. Si no hubiera hecho la conexión entre su corazón, mente y cuerpo y no hubiera confrontado o reconocido cómo se sentía realmente acerca de su madre y sus circunstancias sin resolver, los detonantes podrían ser evocados y demandar su atención, creando dolor, sarpullidos y otras molestias, en otras situaciones, y con otras personalidades similares que podrían recordarle el comportamiento de ella.

La mayoría de nuestros problemas de salud se basan en estos detonadores del pasado. La represalia divina elimina la bola curva, la distracción, y entonces podemos libremente y con confianza y claridad, empezar a tratar con lo real.

He descubierto, después de una represalia, que los verdaderos problemas surgirán orgánicamente, a través de la revelación, sin subterfugios de síntomas.

Capítulo 19
La historia de Charlene

Charlene era una de mis amigas más queridas de mi pasado hábitat enfermo. Mi amiga de antes de Cristo. Habíamos sido las mejores amigas por teléfono cuando estaba demasiado enferma y demasiada sensible químicamente para salir de mi casa, cuando todavía estaba aislada en las montañas de Santa Bárbara. Charlene, en ese momento, había estado viviendo en total aislamiento en un remolque en las colinas de Tucson. Le habían diagnosticado Sensibilidad Química Múltiple, disfunción del sistema inmunológico y enfermedad de la tiroides. Ambos fuimos incapaces de salir de nuestros hogares en ese momento — y estábamos muy agradecidas de tenernos la una a la otra para compadecernos.

Desde entonces, Charlene había experimentado mucha sanación y estaba fuera de su remolque, actualmente vivía en un apartamento en L.A. y podía comer y digerir la comida. Ella había estado asistiendo a uno de mis grupos de liberación en L.A. por un año. Seguía siendo hipersensible a la energía de ciertas personas. Los médicos lo llamaron "Sensibilidad Eléctrica Magnética".

Detonador del trauma

El Señor interpretó su situación de manera diferente, a un nivel más profundo, más holístico y comprensivo, y había compartido conmigo los detalles de lo que estaba sucediendo para interrumpir su avance. Los problemas de Charlene no tenían nada que ver con una sensibilidad electromagnética o energética, sino que se basaban en detonantes de su pasado, apagando su corazón en el nuevo momento. La demanda narrativa y distractora del Impostor era que estas manifestaciones eran una mayor sensibilidad a la energía de otras personas, un dilema basado en la electromagnética. La religión tiene demonios, y la comunidad médica tiene sus propias distracciones, diagnósticos racionales y auto-justificaciones.

Lo que realmente estaba sucediendo a nivel emocional, psicológico y espiritual era más complicado. Estaba siendo re-estimulada por el miedo de la antigua criatura a su infancia abusiva. Ciertas personas, a veces agresivas o más ruidosas, en un nivel subconsciente, activaban su banco de memoria y le recordaban a alguien de su desagradable pasado.

Tal vez este fue un recuerdo de una época en la que no pudo cuidarse a sí misma en situaciones de victimización. Existían muchos abusos verbales e incluso físicos; a esto se le llama a menudo trauma y es realmente traumático. No es una condición fácil de sanar — como podemos observar en muchos de nuestros preciosos y emocionalmente perturbados Veteranos cuando regresan de la guerra, discapacitados por el trauma. Sabía lo que tenía que pasar, pero no estaba segura de cómo podía crear la atmósfera que ella necesitaba. Necesitábamos un grupo de personas agresivas muy ruidosas, gente con una energía muy activa y vibrante, audaz y extrovertida. Teníamos que encontrar una manera de subir la apuesta sobre el miedo del Impostor a los traumas del pasado y el miedo a la agresión; necesitábamos asustar al Impostor, romper sus memorias, memorias guardadas profundamente en el banco de memoria del miedo inconsciente mortal de la antigua naturaleza.

Charlene tuvo que mostrar la memoria de miedo del Impostor, y sus interpretaciones de "miedo a", que ya no se sentía intimidada por ellas. Tenía que estar dispuesta a ir al fuego con Jesús y mucha agresividad. Necesitaba más agresión de la que sintió cuando tuvo una reacción de miedo... mucho más.

El caballo más grande

La premisa de la represalia divina es siempre la misma, ser más grande que el miedo, un ataque primitivo muy básico. Charlene vivía actualmente sola en un lugar pequeño, sin compañeros de cuarto, sin mascotas, con muy poca actividad social. Sus conexiones limitadas por los detonantes del miedo del Impostor.

Estaba viviendo en una casa grande en Woodland Hills, California en ese momento, donde tuve mi casa Iglesia y servicios de sanación, y fui llevada a hacer un fin de semana de represalias desde mi casa. Una fiesta de fin de semana con mucha gente ruidosa, expresiva y agresiva. La gente agresiva, ruidosa, extrovertida y audaz no es difícil de encontrar en Los Ángeles. Hicimos que todos los de nuestro grupo de sanación trajeran a sus amigos más ruidosos. Era una fiesta de fin de semana, una estancia, había gente agresiva por toda la casa. Estaban en sacos de dormir, en sofás, hablando, balbuceando, cantando, compartiendo sus corazones audazmente con gusto, con ruido, con instrumentos.

No había lugar donde esconderse, donde escapar para los hipersensibles. Esto era todo, cada habitación, las habitaciones de mi casa eran tan energéticamente intensas como podía serlo. Para una persona energéticamente sensible, esto era hacerlo o romperlo. Esto podría ser el cielo o el infierno.

El miedo que Charlene estaba experimentando le había impedido acercarse a otras personas, manteniendo sus conexiones limitadas. Esto para ella fue un evento que puso en peligro su vida. El Impostor siempre irá por tus conexiones; en el Reino de Dios, y en la vida, el amor perfecto echa fuera el miedo. ! El impostor es muy resistente a ser desalojado!

Mientras más salgamos de la mentalidad enfocada en el problema del Impostor, más espacio tenemos para el amor; somos capaces a través de la conexión, de tomar la presión y preocupación de la mente del miedo del ego, del corazón. El corazón se abre naturalmente en el amor divino. Es lo que somos. Esto se puede hacer con conexiones — pero no si estamos reaccionando ante ellas; si estamos siendo constantemente empujados por el miedo a renunciar a nuestros amigos o a pagar el precio del sufrimiento.

Dejando a los ídolos

Charlene se había cedido inconscientemente ante las limitaciones de la mente carnal que detonaban el miedo. Charlene no estaba haciendo esto deliberadamente. Ella estaba caminando hacia su transformación guiada por el espíritu. Nadie se inclina ante el Impostor conscientemente; no es posible. Esa fue su siguiente rendición, su siguiente ídolo a dejar, para crecer en su Santa Identidad.

Charlene ya no era una temible semilla mortal victimizada. Era una mujer de Dios, con todos los frutos del espíritu. Ella estaba en el proceso de activar su identidad, por fe violenta.

Ella aceptó participar en el fin de semana de represalias. No estaba muy segura de cómo funcionaría, pero se sintió impulsada a asumirlo.

Un nuevo día

Para el segundo día, Charlene había entrado en su Santa Identidad y no tenía nada más que amor divino para todos los que habían asistido — desde los más ruidosos hasta los más grandes, los más audaces y los más agresivos. Lejos de ser detonado. ¿Qué ha pasado?

¿Adónde fue la hipersensibilidad?

El corazón humano

Creo que dos cosas habían ocurrido simultáneamente. Una ventaja inesperada que no podíamos prever era que su corazón había estado durante tanto tiempo privado de conexiones humanas que se había apagado en la desesperación. Charlene había querido tanto estar cerca de otros seres humanos, pero cada vez que se acercaba a alguien, se unía a un grupo o iniciaba una nueva amistad, el miedo se apoderaba de su corazón y tenía que abandonar el nuevo territorio. En este caso el territorio era de conexiones. El derecho humano a la conexión, al compañerismo, se había convertido en un profundo deseo insatisfecho.

Cuando el corazón de Charlene vio que podía tener esto — no sólo sus alimentos, sino también las personas, todo tipo de personas, cualquier tipo de persona sin preocupaciones, sin reacciones, sin precio que pagar, que realmente podía volver a la raza humana, sin limitaciones impuestas por el "viejo yo", simplemente se abrió. Cuando el corazón de Charlene logró su deseo final, conexiones con la gente, se liberó y se rindió. Y lo que estaba en su corazón, cuando se abrió, es exactamente lo que hay en el tuyo, el amor divino.

El amor perfecto echa fuera el miedo. El amor perfecto es mucho más grande que todos nuestros detonadores de miedo; después de todo, es perfecto y divinamente poderoso. Todos los detonantes, los traumas del pasado, cedieron ante su fe y el fruto de su amor divino. Lo único que lamento es no tenerlo todo en video. Era una vista magnífica para contemplar. La fiesta de las fiestas, un festival de amor.

El poder del amor

El amor estaba en el aire. Después de que el miedo a la energía de la agresión y la intimidación fueron enfrentados — la vida de Charlene cambió. Se dio cuenta de lo mucho que necesitaba a otras personas. Cuánto los amaba y cambió su estilo de vida en consecuencia. Se dio cuenta de que cuando se volvió sensible a la energía, sólo necesitaba rodearse de más gente, no huir de ellos, sino abrazarlos. Charlene necesitaba elegir conscientemente añadir a su colección humana de amigos y conexiones. Ella eligió abrirse y abrazar a una población diversa de personas, gente de todas las profesiones y condiciones sociales y convertirse en un ministerio andante de amor divino.

Finalmente, Charlene se mudó con otras mujeres, consiguió un cachorro y ahora está saliendo sin miedo a las repercusiones de los detonadores. Un espíritu libre, su alegría es plena. Ella está llena de amor y gratitud y es una profunda bendición estar a su lado.

Las ventajas de las represalias divinas

Siempre me sorprenden las ventajas de la represalia divina, las cosas que no puedo predecir que se añadirán a una sanación. Las perfectas ideas proféticas de Dios son mucho más grandes que nuestro entendimiento psicológico, o las obras superficiales y limitantes de la religión.

Creo que nunca he visto una transformación tan grande como la de Charlene. Su historia corta y la sanación de represalia es realmente la esencia de todos nuestros problemas. El de ella fue magnificado, y en un fin de semana guiado por el espíritu, ella ha abierto la puerta para que todos nosotros podamos captar la simplicidad y la belleza del plan de Dios. Muy diferente del diagnóstico de "sensibilidad magnética eléctrica", y de la hipótesis y conclusión médica, que era vivir aislados y evitar todos los productos químicos, las personas, los estímulos eléctricos y otros supuestos alérgenos. Justo lo contrario de lo que necesitaba para sanar.

En Cristo, confrontamos nuestros temores en perfecto amor y autoridad. Cuanto más nos engañan para que nos inclinemos ante la mentalidad intrincada del Impostor, más nos seducen para que dejemos ir los derechos que Dios nos ha dado. Entonces inevitablemente nos convertimos en víctimas de la mente de miedo del Impostor, encogiendo en nuestra autoridad, y en nuestra fuerza vital... hasta que estamos muriendo, no por enfermedad, sino por el vínculo no diagnosticado.

Capítulo 20
La historia de Kathleen

Kathleen era un quiropráctico y médico de salud natural y también una firme creyente de toda la vida en Cristo. Ella era una mujer muy sensible, y con sus dones del espíritu y discernimiento había ayudado y sanado a muchas personas.

Ella también tenía muchas sensibilidades propias; muchos sanadores y cuidadores las tienen. Kathleen estaba muy interesada en aprender el ministerio de liberación, y habíamos llegado a ser buenas amigas al instante y hermanas cercanas en el Señor.

Ella disfrutaba de la profundidad en la comprensión de la raíz de los síntomas de la enfermedad y la desarmonía, y cómo podría manifestarse en el cuerpo y estaba aprendiendo acerca de si misma. Kathleen había estado sufriendo durante años, con múltiples alergias alimentarias y otras sensibilidades, y por supuesto tenía sus propios detonadores emocionales y espirituales.

Dejarlo ir

Como mucha gente espiritual avanzada, sanadores, cuidadores y especialmente los cristianos, Kathleen tenía la creencia de que "dejar que todo siga" era accesible y humilde.

Dejar que todo siga no es humildad; es el Impostor creando oscuridad y negación y la destrucción de su cuerpo, con la rabia reprimida y la ira.

Kathleen estaba aprendiendo que sus síntomas empeorarían cuando ella no se expresara. Su nuevo mantra se convirtió en "No dejó a las cosas ir, quiero expresar mi corazón en el momento".

Enojo reprimido

Por identificar y realizar la conexión de sus reservas y sus síntomas, pronto se convirtió en una persona capaz de detener totalmente sus reacciones físicas. Como Kathleen dejó de ceder a una herencia generacional, de su agenda de "amabilidad", ella al mismo tiempo se convirtió en fiel a la integridad de su corazón y estaba aprendiendo a no recibir la mentalidad de condenación del Impostor. El Impostor se siente con derecho a castigarnos por compromisos de la antigua criatura y lo hace mediante la creación de emociones reprimidas.

No tiene derecho legal para hacerlo, y como Kathleen llegó a ser consciente de sus derechos divinos pudo recibir gracia. Aunque faltó un momento, una situación o una expresión, que no tendría que sufrir la consecuencia. La redención es ahora, en este momento, no sólo para la vida; en el cielo, no tienes los problemas de la carne.

A veces, cuando la represión ha sido una forma de vida por un tiempo, una herencia generacional es la manera de responder a situaciones, el Impostor tiene que ser empujado de la libertad que ha ganado. Tiene que volver a capacitarse para estar bajo el dominio del espíritu, o se postergue para la auto-defensa, auto-glorificación de la carne. Tiene su propio sistema en automático. Cuando sientas que tu corazón está sin vigilancia, por omisión se enoja, un mecanismo de autoprotección mortal.

La antigua criatura puede manifestar muchas reacciones y temores inconscientes y cerrar su fuerza vital; complicando el problema, con una carne que vuelve salvaje en un esfuerzo de auto-glorificación para defenderte que no.

Creo que es donde se origina la creencia de "dejar todo": un sincero esfuerzo para honrar la auto-glorificación, pero de una manera impía. La manera de Dios es un trato real, decir tu verdad con humildad y amor para resolver una situación — un ganar-ganar no un evitar-evitar. Evitar no es un fruto del espíritu, es un vínculo y un compromiso de su integridad. Queremos que nuestros frutos espirituales, no a un dejar ir nuestra integridad para cumplir a la influencia del Impostor de forma predeterminada.

La arrogancia de la desensibilización

Con orgullo he escuchado que muchos ministros dicen, "nadie puede venir a mí, me grita por una hora y yo no estoy afectado, no lo tomes. Yo sólo me voy." El Impostor puede engañarnos a pensar estamos siendo humildes. Sin embargo, uno mismo de desensibilización a nuestra realidad, también puede ser la altura de la arrogancia.

El camino hacia la enfermedad mental

El Impostor como sabes hasta ahora, quiere convertir todo en un ídolo añadiéndole aventura, para crear un vínculo. Negación no es un fruto espiritual. Es el camino hacia la enfermedad mental, no es Cristo. Kathleen era una aprendiz rápida, tenía mucha fe y velozmente dejo detrás sus alimentos que ella había alegado le provocaban reacciones alérgicas, pronto fue capaz de comer cualquier cosa que ella deseara.

Ella retomó su voz en todas sus relaciones. Kathleen llegó a ser más auténtica en su matrimonio cuando ella comenzó a expresar maravillosamente su corazón a su marido. Su dolor de espalda y bienestar emocional fueron renovados, y muchos otros síntomas se habían desplomado.

Ella tenía un área de su vida donde todavía no era libre. Esto nos lleva al represalia divina final de Kathleen.

El represalia de Kathleen

Joyería: ella no podía usar joyas sin que reaccionara y se hinchara como un globo con reacciones graves, tos, llanto, picazón. En cualquier momento que Kathleen vistiera oro, plata o cualquier metal en su cuerpo, ella se hincharía como un globo, lloraría y se dejaría intimidar por el dolor para eliminarlo rápidamente.

Ella no podría llevar incluso su propio anillo de boda. Desarrollamos una represalia divina piadosa para resolver esta última interferencia en la paz de mi hermana. El Impostor no quería que ella fuera libre. Tenía este último tema y con solo uno el Impostor puede asumir que tiene un pie en la puerta de tu mente y puede volcar siempre otro problema en ti; si sientes que está todavía abierto a su retórica errónea. Que estaba dirigido a hacer de esta una experiencia de grupo. Yo confiaba en que el Impostor cediera inmediatamente. Una experiencia de grupo de sanación aumenta la fe de todo el mundo que este allí, entre ellos el mío.

Kathleen trajo todas las joyas a las que ella había reaccionado alguna vez en su vida adulta. Ella tenía un cajón lleno. Collares, pulseras, anillos, luego el resto de nosotros añadimos las nuestras. Decoramos a

Kathleen con joyas de la cabeza a los pies. El Impostor fue abrumado, años de reacciones en vano. Kathleen parecía como un Maharajá, o al menos el Sr. T... (Mr. T). Ni un vistazo de oposición. Fue mucho más delo que el Impostor siempre hubiera esperado. Utilizamos todo tipo de joya, era como tomar caramelos de un bebé, el oro y la plata de todos modos.

El Impostor se entregó sin una batalla; había también muchos de nosotros y no teníamos ninguna intención de ceder. El Impostor es capaz de identificar el nivel de miedo del medio ambiente, si percibe fe violenta cederá rápidamente. Eso no significa que no se doblará si tienes que poner más tiempo en él.

He estado en batallas durante días. En ese caso, siempre es bueno que el Impostor sepa que estamos luchando para ganar: "Impostor, no importa cuánto tiempo tome, estoy aquí para la victoria; Te veré ceder." A veces, sólo declarar es suficiente para romper su control. En la situación de Kathleen, ella nunca estuvo preocupada por metal alguno otra vez. Su marido compró un collar hermoso como un regalo de la victoria y dio con ella en la próxima reunión. Dulce, dulce victoria.

¿Qué ha pasado? La ley de la fe conquistó años de tormento en pocos minutos. Lo hizo sin ningún echar fuera al mal, sin oración ni drama, por la fe simple y primordial de Kathleen y su acción de oponerse violentamente a engaño.

Capítulo 21
La historia de Mike

Voy a elegir contar la historia de Mike, porque es una historia de una lesión por un accidente. El problema de Mike no era una circunstancia en curso, no era un dolor crónico, sino una lesión activa.

Mike era un hombre sano, un atleta, en perfecta forma antes de que terminara en un accidente automovilístico. El Impostor siempre tiene una historia de oposición espiritual. Una razón sólida y racional por la que no te sanarás. El Impostor quiere hacer de su ilusión creada por el miedo una realidad material. Un enfoque físico, una cosa del cuerpo.

"Oye, mírame, Mira el cuerpo, eres un cuerpo, debes obedecer las leyes materiales del Universo y lo que el doctor dijo, ¡lo que muestran las pruebas! Esto era real, un coche te atropelló desde atrás; esto no es un juego metafísico, esto fue un evento de sala de emergencia. Había ambulancias, médicos, coches de policía y hospitales. Eres es un ser humano, y debes cuidar de sí mismo, su cuerpo y su salud; tomar algunas pastillas para el dolor, llenar esa receta de cortisona, obtener un masaje mañana, ir a la terapia física y, sobre todo, relajarse y salvar la rodilla. Y hagas lo que hagas, no uses esa pierna; Dios mío, nunca volverás a caminar. Lo que debemos hacer ahora es averiguar quién es el mejor cirujano de rodilla en LA, en el mundo. Es posible que necesite cirugía para volver a caminar. Vete a casa, vete a la cama, descansa. Ponle hielo a esa rodilla y ve a acostarte."

¿Te suena familiar? Todos hemos estado allí, con nosotros mismos y con nuestros padres, hijos y amigos.

La misma vieja historia

He escuchado esta historia tantas veces, en mi ministerio de sanación; puedo sentir la presencia del engaño mientras habla. Mi corazón se rompe ante el sufrimiento innecesario de mis preciosos clientes. Su dolor siempre se resuelve por la acción divina.

No me glorificare por encima de la humanidad — estoy sujeto a estos mismos pensamientos, todos lo estamos; el Impostor presentará su caso. Aun nuestro Señor Jesucristo fue tentado, pero no se inclinó ante el engaño.

Volviendo a la historia de Mike

Mike era el prometido de una mujer, Carolyn, que estaba en uno de mis grupos de liberación en Laguna Beach. Lo conocí sólo por su nombre; él nunca había asistido al grupo, pero fue muy comprensivo con su crecimiento. Carolyn animó a Mike a llamarme después del incidente.

Hablamos y él estaba entusiasmado acerca de compartir sus rayos x y opiniones médicas. Estaba muy absorto en el diagnóstico médico. Puede ser muy persuasivo. Históricamente, si comprobamos la modalidad médica de la cirugía de rodilla o de los medicamentos recetados, no tiene muchas victorias, muy pocos buenos testimonios, pero todavía logra hacerse una autoridad. Se basa únicamente en la falta de información, la falta de opciones espirituales para la humanidad en la Tierra hoy.

La conciencia de Mike estaba profundamente en el engaño, en la hipnosis material. No tenía un plan. Sabía lo que tenía que pasar, pero no sabía cómo llevarlo allí. Él era un atleta, una vez fue un luchador de kickboxer muy importante; un individuo centrado en el cuerpo. Esto fue un duro golpe para él, no ser capaz de correr, surfear, caminar o jugar voleibol. Estaba desanimado y deprimido.

Invité a Mike a rezar. Necesitaba una demostración de poder desde arriba, una intervención divina para convencerlo de que Dios estaba en ella, para que él pudiera considerar y prepararse para una represalia.

Cada situación es diferente, por eso es tan importante dejar que el espíritu guie. Nunca había conocido a Mike en persona. No sabía qué esperar. Él aceptó mi invitación para la oración. Hicimos una cita a las 7pm.

Mike vino con un terrible dolor. Llevaba todo el equipo médico prescrito, tenía el collarín, la rodillera, y el olor del bálsamo de tigre el cual impregnaba mi sala.

Fui guiada inmediatamente hacia la oración. A veces, hablar sobre el problema puede apagar la unción y el plan de Dios. El Impostor siempre está tratando de controlar la atmósfera con sus palabras e interpretaciones mundanas llenas de temor y duda.

Invité a Mike para sentarse en una silla en mi sala, en la cual puedo caminar alrededor y orar libremente sin restricciones de muebles. Tan pronto como se sentó, la unción de Dios cayó sobre él. Me encanta cuando esto sucede, es impredecible — pero significaba una cosa, había sanación en su camino. Esta es mi señal de que se hace en el espíritu, Dios estaba en ello inmediatamente.

Cristos está aquí y ahora

Esta es la mayor alegría de un sanador. Estamos a punto de conversación en el espíritu del Dios viviente manifestando su presencia, el Cristos está siendo liberado en poder sanador. Milagro de la sanación es la gracia de Dios, en la liberación es a menudo la zanahoria de Dios, para traer la fe, por lo que Dios realmente quiere; Para crecer, a salir y a tomar territorio, lejos de la Impostora. Recupera lo que has cedido, deja al ídolo.

Mike todavía estaba usando todos sus aparatos médicos, sus collarines, soportes de espalda, soporte de rodilla. Empecé a orar, primero sólo una oración generalizada, para ver dónde estaba Dios— un "qué pasa" en el espíritu. Yo estaba lanzando diferentes territorios generacionales, "miedo a" esto y aquello...

Me llevaron a rezar alrededor del cuello de Mike primero. Cuando oré en contra del espíritu de compromiso, sentí una profunda desesperación, cuando comencé a desecharlo, sentí el corazón y la respiración de Mike abiertos. Le pregunte si podía quitar el collarín con el propósito de la oración y estuvo de acuerdo: un cuello libre. Entonces lancé fuera el miedo de compromiso y el miedo de un ídolo de control mental; sentí la liberación del cuello. Mike comenzó a llorar, yo sabía que el cuello de Mike había sido sanado y algo más en un nivel más profundo había ocurrido. Levanté una silla y después de que el llanto había disminuido, comenzamos a tener una subir seria. Ahora el Impostor no estaba discutiendo su condición médica. Mike estaba compartiendo su corazón.

La visión de Mike

Dios le había dado una visión. Mike había sentido que el espíritu de control mental huía de su cuello mientras oraba, y entonces su mente se detuvo; se había vuelto irreflexivo. Lo describió como una sensación de ser detenido en el tiempo— una mente suspendida.

Luego se vio a sí mismo patear el boxeo. Estaba tan feliz, tan vivo. Entonces él se muestran todos los eventos que él había sido invitado pero no asistió, donde él había renunciado a su kick-boxing, donde él había orado, ponerla en espera, y demoraron su sueño. Mike vio los casos en los que había permitido que la mente racional, el Impostor, minara el deseo de su corazón de continuar en sus actividades profesionales de kickboxing. Entonces fue seducido a seguir una carrera que no estaba realmente en su corazón.

Mike dijo que sentía una gran desesperación al respecto, que no había sido consciente de que estaba reprimiendo esa emoción; lo tenía completamente oprimido. Sintió la profundidad del asunto. Estaba herido y nunca sería capaz de practicar kickboxing de nuevo. Su corazón estaba profundamente entristecido porque su sueño y deseo, todos sus años de preparación y sus horas de entrenamiento, podían ser anulados en un minuto por un accidente automovilístico.

Mike estaba muy agradecido por la sanación de su cuello, pero su rodilla todavía estaba muy hinchada, negra y adolorida. LA cual había recibido el mayor golpe. Cuando fue golpeado por detrás, la rodilla había entrado en el tablero de instrumentos. Su médico le había dado instrucciones para que dejara de practicar kickboxing, probablemente nunca más, y, por supuesto, se mantuviera fuera de la rodilla tanto como fuera posible, a menos que fuera absolutamente necesario: sólo un poco de marcha, nada de gimnasia, nada de deportes.

Oré de nuevo, segundo round, y con esta nueva información, fui capaz de ir un poco más profundo. Mike era más receptivo: él estaba ahora en un estado rendido de corazón. Algo de la inflamación de la rodilla y el dolor fue aliviado con esta siguiente ronda de oración. El cuello de Mike estaba libre. Todavía estaba en un estado espiritual alterado — su Cristos estaba disponible y quería más de lo que estaba experimentando. Esta fue la primera vez en la vida de Mike que se había conectado con Dios con una experiencia personal. Él estaba listo para más Dios, incluso si tenía que hacer una represalia para conseguirlo. La belleza y la zanahoria del Señor pueden ser muy persuasivas.

Oré de nuevo y esta vez, le pedí al Señor que le ofreciera otra visión de Mike, que daría lugar a una revelación de la represalia de su rodilla.

Mike recibió otra visión de boxeo. Esta vez estaba en una batalla de kickboxing, violentamente pateando a un oponente. Era una batalla espiritual; él identificó eso por la armadura que él estaba usando. La oposición estaba vestida de negro como la oscuridad — y se mantuvo tenazmente empujándolo hacia atrás. Mike estaba seguro en su visión de que estaba perdiendo la batalla, la oscuridad era enorme, como una gran nube oscura, omnipresente se sentía impotente al lado de ella. Entonces, oyó el Espíritu Santo hablar, "Toma los ojos de tu oponente, concéntrate totalmente en mí. Dame tu mente, no quites tus ojos de mí, pero sigue adelante en la batalla. Solo mantente firme, no te muevas. Que no se mueva tu mente o cuerpo." Cuando Mike hizo esto, vio una franja de luz, era como si un rayo hubiera atacado al Impostor, la luz atacó a la oscuridad, y redujo todos sus esfuerzos. Entonces la oscuridad desapareció, y también la nube del Impostor.

Mike durmió unos cinco minutos mientras esto sucedía. Cuando despertó, su rodilla estaba mucho mejor, el dolor tenía menos intensidad, y gran parte de la hinchazón había bajado. Ya no era negro, pero no estaba completamente sanado. Ambos lo vimos como una señal para seguir adelante y hacer la batalla real.

La represalia de Mike

Eso es exactamente lo que pasó. Mike fue a su gimnasio de kickboxing—esta vez no hubo oposición malvada. Sólo estaba él, una rodilla muy golpeada, y el Señor.

Tomó la gran bolsa de boxeo y la pateó, y se enfocó en el Señor, hasta que supo que estaba hecho. Tomó cerca de cuarenta y cinco minutos para traer al Impostor bajo sujeción, hasta que él estaba sentado en lo alto de Cristos en lugares celestiales en Cristo. Hasta que el espíritu de miedo que había creado la inflamación en su rodilla había sido desgastado; hasta que su rodilla era perfecta — no hay hinchazón o moretones en absoluto. En 45 minutos cortos pero significativos, la rodilla era mejor que una nueva, una rodilla renovada y una mente renovada, fortalecida en el espíritu Santo.

Podría pasar por la batalla de palabras que Mike tuvo que soportar. Hubo mucha amenaza por parte del Impostor, mucho aumento de la hinchazón durante la batalla y aumento del dolor. Había mucho por conquistar y mucho más en poder espiritual personal y autoridad con dirección e instrucción de Dios.

Esta es la ventaja de la venganza. Una vez que decides tomar la tierra, conquistar el diagnóstico médico y el miedo, tienes un favor. Favor a ser guiado, favor a escuchar la voz de la instrucción de Dios en la batalla, y mucha fuerza añadida al poder necesario para la confrontación del mal. Esto sólo viene en la propia batalla. Puedes entrar en una batalla sin nada, sentir como si estuvieras muriendo y salir empoderado en la victoria. No se trata de ti. Si lo fuera, no necesitarías entrar en la batalla, no necesitarías fe y ciertamente no estarías tomando debieron. Esto es para la gloria de Dios sin mácula por la humanidad.

Tengo algunas de estas batallas verbales palabra por palabra en mi libro de testimonio personal, *Enforcing Grace*. En el caso de Mike, la ventaja sobrenatural e imprevista era que él no sólo había recobrado su rodilla, que es en sí mismo un milagro de la fe de los jugadores, pero Mike también tenía una arbitraje de lo importante que es ser fiel a sí mismo, y ha reanudado su carrera de kickboxing, el deseo profundo de su corazón, y es una persona mucho más feliz.

Capítulo 22
La rendición auténtica

Cuando Dios entró por primera vez en mi vida — en una forma más consciente, en una forma de revelación, él compartió mi propósito conmigo. Era exactamente esto: "tu propósito en esta vida, hija mía, es estar en una impecable emocionalidad y una integridad espiritual simultáneamente."

No tenía ni idea de lo que significaba esa revelación. Ni idea. Me tomó un tiempo incluso comprenderlo, y mi interpretación de ello cambia a medida que lo hago. Aún no he cumplido esa tarea. Al principio, pensé que sería fácil y perdí mucho tiempo en los viejos esfuerzos del yo de tratar de corregir defectos heredados generacionalmente, para arreglar lo que no soy.

Está claro para mí ahora, que no puedo llevar a cabo mi destino voluntariamente, no hay manera; sólo puedo entrar en el fuego renovador de Cristo, para ser santificado de quien no soy. El espíritu está siempre en integridad impecable, la integridad es fruto del espíritu. Lo mismo vale para cualquier cosa que estés tratando de lograr. Cuando entramos en la Venganza Divina, la hemos dado completamente a Dios. Entonces, incluso nuestras joyas, nuestros adornos, vendrán bajo el sometimiento de Cristo. Seremos elevados por el atajo divino de la fe violenta.

Todo lo demás es sólo la preparación para ese sagrado momento de absoluta confianza y rendición. Podría seguir escribiendo debieron para siempre — mientras escribo esto tengo programado estar con un cliente hoy para recuperar algún territorio cedido. Me han hecho parar. Si no lo hago, este libro nunca estará terminado. El propósito de este libro es crear un campo de juego espiritual más grande para sus Cristos.

Recupera lo que has cedido

Si estás tratando de averiguar dónde está tu paso de fe, recupera lo que has cedido. Si estás tratando de averiguar dónde está tu promoción, cómo obtener más poder, más amor, más de Dios, toma lo que te está impidiendo seguir adelante. Si quieres más salud, más vitalidad, más energía, un cuerpo fuerte y flexible, recupera lo que has cedido. Si tiene un sarpullido, un resfriado, un problema de peso, recupera lo que has cedido. Si tienes cáncer, recupera lo que has cedido, lo que te ha hecho retroceder, donde tu corazón ha sido cerrado, y tus sueños negados, toma tu esencia de vuelta.

Si digo que recuperes lo que has cedido

Si digo que recuperes lo que has cedido, o dejes al ídolo, estoy diciendo lo mismo. Un Creador amoroso está de tu lado, del lado de la realidad espiritual. Dios es un espíritu. Si quieres experimentar tu esencia, tener un favor, cambiar circunstancias en tu vida; si quieres manifestar propiedad, amor, alegría y vida radical, recupera lo que has cedido.

Puede ser un comienzo pequeño, un comienzo humilde, un par de zapatos que no puedes usar, un collar que te da comezón, una medicina que no te ayuda de ninguna manera, un amigo que necesita escuchar tu corazón, un "no" que necesitas imponer, con otros o en tu propia mente.

Recupera el territorio de donde sea; el Impostor te ha estado seduciendo para que cedas. Recupera donde has renunciando a tu poder, donde al Impostor le gustaría tener tu corazón implicado. Recupera que te está reteniendo, manteniéndote atascado, lo que estás postergando, detén el miedo y la duda, lo que has estado escuchando. Si quieres tener claridad mental y energía sostenible, toma un poco todos los días. Mantenga la actitud de ser un guerrero cotidiano en su conciencia. He hecho del represalia divina mi práctica espiritual.

Cuanto más recuperes, más se renovara tu energía, más ascenderán tus Christos, más claridad tendrás para ver la próxima "recuperación". Le aseguro que no se quedará sin tierra. Sus territorios comenzarán a emerger orgánicamente. La fe del represalia es la forma en que Dios nos mantiene en Él, en el espíritu, no hay otra manera sino por la fe. La represalia divina es la forma en que permanecemos en nuestra identidad. No puedes vivir en Cristo, o tener favor, sin una fe violenta, estarás continuamente sostenido por la duda y el miedo. El miedo no cederá ante tu fe mortal, no tiene por qué hacerlo.

Esta es la auténtica Cristo-sensatez, caminar por la fe, caminar en una demostración de nuestros derechos divinos, avanzar agresivamente, saber quiénes somos en nuestra Santa Identidad, sin religión, sin culpabilidad y sin dogma. Esta es la Conciencia de la Rectitud divina, la ley perfecta de la libertad, sin ídolos y con control mental del dogma. Incluye la sanación milagrosa, la transformación emocional, el amor divino y el propósito espiritual. No puedes hacerlo mejor, crecer más rápido, ir más alto, o ayudarte a des-victimizar las fortalezas generacionales del Impostor. La Conciencia de Justicia provee una oportunidad para el dominio en la Tierra, Ahora.

Buscad primero el Reino de Dios y Su justicia y todo lo demás os será añadido.

Mateo 6: 33

Fin
Acerca del autor

Reverenda Juliana Taylor, Ph.D., es psicóloga clínico y consejera matrimonial y familiar. Nació en la ciudad de Nueva York y es egresada de las Universidades de Pepperdine y Brunel.

Ella vive y ha trabajado en Los Ángeles por muchos años como psicóloga, ha recibido capacitación en Análisis transaccional, Terapia Gestalt, Terapia conductual y culminó un internado de dos años en Técnicas terapéuticas de liberación emocional con Chuck y Erica Kelly, en el Instituto Radix en Ojai, California.

La Dra. Taylor concluyó programas de capacitación avanzada y talleres con Claude Steiner y Denton Roberts en All Peoples Church, en el centro de la ciudad de Los Ángeles. Ella también finalizó un internado de dos años en el Hospital Psiquiátrico Resthaven en Los Ángeles, donde ella recibió horas de capacitación para obtener su licencia en consejería matrimonial y familiar. Fue allí donde fue capacitada y recibió el certificado en consejería en drogas, alcohol y adicciones.

Rev. Juliana fue una pionera en los primeros años del movimiento de reducción de estrés, incorporando retroalimentación y meditación dentro de su práctica y estableció Centros de Estrés en Los Ángeles y Nueva York.

Después de muchos años comprometida con su trabajo y sus clientes, ella enfermó de muerte. Juliana estaba desanimada y abatida al descubrir que todos los años de trabajo en la reducción del estrés por introspección y terapia personal hicieron poco para ayudarla en una crisis de salud personal.

Ella fue diagnosticada con lupus, enfermedad ambiental, virus de Epstein Barr, síndrome de fatiga crónica y alergias a los alimentos. Se encontró viviendo en completo aislamiento en las colinas de Santa Bárbara. Ella se estaba muriendo!

Después de años de tener diversas intervenciones médicas y muchas clínicas del sistema inmunológico, le dijeron que su sistema inmunológico se había colapsado y que sus órganos estaban funcionaban mal a un grado tan avanzado que nunca se recuperaría. En ese punto, ella había adelgazado hasta 60 libras, y le habían dicho que no había nada más que hacer por ella y ella fue enviada a casa para morir.

Fue en ese momento de desesperación que ella tuvo su encuentro personal con Cristo. Fue cuando, pieza por pieza, revelación tras revelación, ella fue sanada y renovada. Ella fue renovada al descubrir su verdadera identidad, quien era ella realmente, un ser espiritual de Justicia y Conciencia en Cristo.

Juliana fue guiada para enfrentar su enfermedad por fe violenta, por la fe del espíritu!

Después de sus demostraciones personales de sanación, ella fue llamada al ministerio de la sanidad y liberación.

Ella es una activista espiritual y fundadora de Ministerios Enforcing Grace. Ella y su equipo están involucrados con impartir el conocimiento y poder de nuestros derechos divinos en la Tierra, a toda las personas.

También está involucrada en Ministerios Kingdom Houses, los cuales están dedicados a brindar sanación y enseñanzas a la población sin hogar en América. Este es un movimiento de unidad y empoderamiento de otros ministerios para tomar los dones y hacer el llamado en las calles de nuestras ciudades y áreas fronterizas.

Su trabajo refleja su oposición a los engaños de la religión hecha por el hombre y la Conciencia del Pecado en la iglesia de cualquier parte de la Tierra. Ella tiene el propósito de extender nuestro entendimiento de la Conciencia de Justicia para socavar y aniquilar la intención de la Conciencia del Pecado y su funcionamiento en la desesperación, la enfermedad, el miedo y la condenación en el mundo de hoy.

Para contactar a este ministerio:
www.revjulianataylorphd.com
www.enforcinggrace.com
revjulianantaylor@gmail.com
u-tube:revjulianataylorph.d
facebook:revjulianataylorphd.
"Enforcing Grace" @ Amazon.com

www.ingramcontent.com/pod-product-compliance
Lightning Source LLC
Chambersburg PA
CBHW072012290326
41934CB00007BA/1065

9 780578 583938